RIZAP式

精準糖質

速查手冊

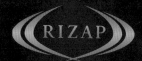

三悅文化

Contents

Introduction

Part 1　海鮮類・肉類

Part 2　蔬菜類・菇類・堅果類・水果類・塊莖類

Part 3　蛋類・豆類

即使不攝取糖質
也不影響健康的營養素！

到底什麼是糖質？

糖質會提高體內的血糖值並促進胰島素分泌。胰島素會將剩餘的糖質轉換為脂肪，因此又被稱為「肥胖賀爾蒙」。只要控制糖質，就能進而抑制血糖值上升和胰島素分泌，轉為優先燃燒體脂肪。

什麼東西可以
代替糖質提供能量？

人的肝臟在「葡萄糖新生」的狀態下，會運送從胺基酸等構造中產生的糖質，同時產生的「酮體」可以成為身體的能量來源。因此，就算糖質 OFF 也無須擔心。

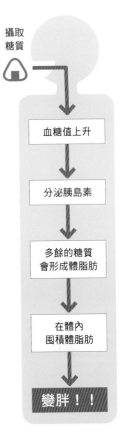

攝取
糖質

血糖值上升

分泌胰島素

多餘的糖質
會形成體脂肪

在體內
囤積體脂肪

變胖！！

糖質 <ruby>=<rt>等於</rt></ruby> 碳水化合物 <ruby>-<rt>減</rt></ruby> 膳食纖維

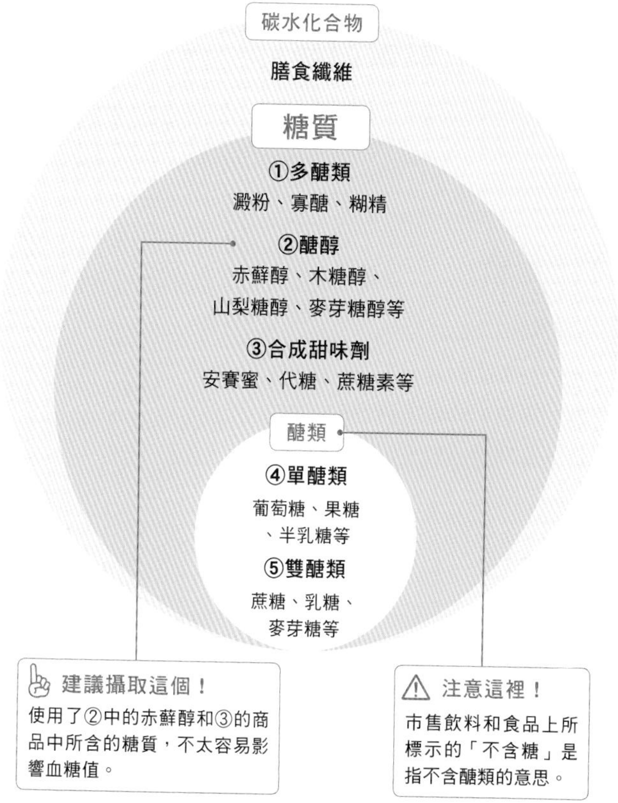

碳水化合物

膳食纖維

糖質

①多醣類
澱粉、寡醣、糊精

②醣醇
赤藻醇、木糖醇、
山梨糖醇、麥芽糖醇等

③合成甜味劑
安賽蜜、代糖、蔗糖素等

醣類

④單醣類
葡萄糖、果糖
、半乳糖等

⑤雙醣類
蔗糖、乳糖、
麥芽糖等

👆 建議攝取這個！
使用了②中的赤藻醇和③的商
品中所含的糖質，不太容易影
響血糖值。

⚠ 注意這裡！
市售飲料和食品上所
標示的「不含糖」是
指不含醣類的意思。

POINT | **「糖質」不完全等於「醣類」！**

近來有許多主打「零醣類」和「零糖質」的食品和飲料，但其
實所謂的「醣類」如同上圖，是指包含在糖質內的一個部分。
在選購食品時，請選擇「零糖質」或不易提高血糖值的糖質商
品。

• • •

02

打造理想體態**的關鍵**
就在**蛋白質**！

人體必備的3大營養素

蛋白質、糖質、脂肪被稱為 3 大營養素。蛋白質主要負責製造肌肉，而脂肪是構成細胞膜和賀爾蒙的原料。另外，糖質的存在只為了提供身體活動的能量來源，所以正如前述，即使減少攝取也無須擔憂。在 RIZAP 健身中心我們極力推薦攝取大量蛋白質的飲食。

RIZAP式・低醣飲食的營養素

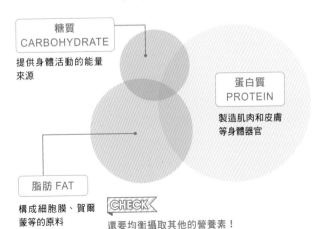

糖質
CARBOHYDRATE

提供身體活動的能量
來源

蛋白質
PROTEIN

製造肌肉和皮膚
等身體器官

脂肪 FAT

構成細胞膜、賀爾
蒙等的原料

CHECK

還要均衡攝取其他的營養素！

除了 3 大營養素以外，攝取膳食纖維、維他命和礦物質等其他營養素也很重要。

POINT 1 | 利用蛋白質打造不易胖的體質

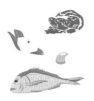

人類在消化、吸收食物時也會消耗卡路里。消耗蛋白質時所產生的能量，相較於糖質、脂肪更高出許多。充分攝取肌肉的營養來源—蛋白質，進而提高卡路里消耗量就是邁向減肥成功的第一步。

1日的蛋白質理想攝取量是？

體重 ▢ kg X 1.0~2.0g = ▢ g

※ 剛開始訓練的人請加體重乘以1.5g

例如：體重60kg的人…… **60kg × 1.5g ＝ 90g**

建議以1天90g、1餐30g的方式攝取蛋白質

POINT 2 | 對於「肥胖」的建議

提高卡路里消耗量後，若是吃得太多(攝取過多熱量)的話，就會很難瘦下來。相對地，若進行大量運動，卻因為節食減肥而減少進食量並控制卡路里，導致時常空腹的話，反而會徒增壓力。因此，取得平衡十分重要！

來計算看看自己的BMI值 (衡量肥胖程度的指標) 吧！
體重(kg) ÷ 身高(m) ÷ 身高(m) = BMI

例如：體重60kg・身高160cm的人……
60kg ÷ 1.6m ÷ 1.6m = 23.4

BMI值的判定

未滿 18.5 →過瘦 /
18.5~25 以下→正常 /25 以上→肥胖

BMI=22 時，會降低得生活習慣疾病的風險。
理想體重應為身高 (m) X 身高 (m) X 22。

意想不到的 高糖質食材！

主食幾乎都含有大量糖質

整體而言，米飯、麵包和麵類等主食的糖質都偏高。而精製度低的玄米和黑麥麵包，雖然使血糖值上升的速度較緩，但仍會促進胰島素分泌，因此建議控制少量攝取。另外，馬鈴薯等塊莖類；紅蘿蔔、蓮藕等根莖類；還有玉米、南瓜、番茄等都是意想不到的高糖質食材。水果當中，除了酪梨以外，全都是高糖質。更不用說加入大量砂糖做成的點心和零食類是絕對 X。

肉、魚只要簡單調味即可

富含高蛋白質的肉和魚等食材，可以在低醣飲食中大量食用，但也要注意調味和調理方法。日式料理中常用的調味料味醂和醬油都是高糖質。另外，添加了濃稠甜辣醬的中式料理也大多是高糖質食物。請改吃用鹽和奶油等進行調味，並用蒸、烤、汆燙等方式調理的料理。至於有高血壓的人，需要控制鹽分，請盡量少吃加工食品。

初步確認高糖質量&低糖質量的食材！

高糖質 ✕

低糖質 ⭕

海鮮類・肉類

肉・魚

注意膏狀或罐頭等加工食品。可選擇像是水煮等口味清淡的罐頭。

肉

牛、豬、雞等全部都 OK。要選瘦肉。

魚

白肉魚脂肪含量比較低也 OK。

蔬菜・水果類

塊莖類

馬鈴薯、地瓜是高糖質。還有南瓜也是。

水果

香蕉、蘋果等大部分水果都要避免食用。酪梨 OK。

葉菜類

選擇綠色、淺色蔬菜，避免吃暖色系蔬菜。

菇類

低卡路里且富含膳食纖維。

豆類

冬粉・紅豆餡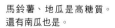

要特別注意容易被誤認為有益於減肥的冬粉。

豆腐・納豆

豆類富含蛋白質，吃加工品也 OK！特別是豆腐和納豆，可以讓做菜更輕鬆。

其他

穀物類

注意玉米片和麵包粉！

點心類

選擇無糖質的食品！如果想吃點心就選無糖優格或堅果類。

起司・蛋

鈣質滿分的起司可以當零食吃。但注意不要吃太多！

海藻類

富含礦物質，也很推薦！

分成3階段調整糖質攝取量 就能減肥成功！

3階段控制糖質攝取量

你一想到減肥就煩惱「這輩子都不能吃含糖質的食物」、「體重降不下來」嗎？在 RIZAP 健身中心中會分為 3 階段控制糖質量攝取，最初是糖質 OFF 的「塑身期」、接著是慢慢增加糖質攝取量的「增肌期」、最後是維持體態的「維持期」。讓你在「靠吃東西瘦下來」的同時也能「打造不易胖體質」。

持續的秘訣就在不隨意斷食、 固定吃3餐

減肥後反而復胖甚至比節食前更胖，其主要原因就在於最初不具備正確的飲食知識。開始節食減肥會使身體處於飢餓狀態，如果 1 天必備的能量 (食物量) 不足且無法維持生存基本需求，例如呼吸和體溫等，將導致基礎代謝量極速下降。當代謝率下降後，就自然會比起節食前更容易發胖，因此請務必維持吃 3 餐的習慣。

POINT 1 | 塑身期 ▶ 去除並減少攝取糖質

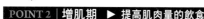

適合哪種人？　　　　想要有效減少脂肪量的人

1 天攝取多少糖質量？　　1天50g以下

持續 1~2 個月去除糖質的飲食生活。避免吃主食，同時也要注意調味料中含有的糖質。為了不產生空腹感，就靠吃富含蛋白質的菜餚，維持身體活力。

POINT 2 | 增肌期 ▶ 提高肌肉量的飲食

Introduction

適合哪種人？　　　　想要提升基礎代謝率並增加肌肉量的人

1 天攝取多少糖質量？　　體重□kgX1~1.2g(早餐及午餐)=□g

持續 1~2 個月。在早餐和運動後攝取並逐漸增加攝取糖質，幫助肌肉增生。若是不運動的日子 (人)，可以在午餐時攝取。

POINT 3 | 維持期 ▶ 輕鬆維持體態

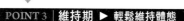

適合哪種人？　　　　以擁有不易胖體質為目標的人

1 天攝取多少糖質量？　　1天120g以下

建議每餐糖質量 40g 為原則。並謹記平時還必須要吃膳食纖維和維他命等各種營養素，有效地達到營養均衡。就可以輕鬆無負擔地控制糖質。

05

飲食和運動對於
雕塑理想體態都很重要

為了增加並維持肌肉量請養成運動習慣

要打造高基礎代謝率的身體，除了要先讓體重下降，增加肌肉也很重要。所以要持續做適量的運動。至於有點排斥練肌肉的人，不妨在日常生活中多培養一些活動身體的習慣，例如不搭電梯改走樓梯、回家路上提早一站下車並走路回家等。當你有肌肉時，除了可以改造成理想的體態，也會增加體力且不容易感到疲累，更有增進健康和美容的效果！

不用每天都做運動也沒關係！

人體雖然有 400 塊骨骼肌，但短期內要鍛鍊到所有的肌肉是很困難的。為了有效地進行鍛鍊，建議先從大腿、背部、臀部等大面積肌肉開始。由於約有 3 分之 2 的肌肉集中在下半身，因此從下半身開始訓練也 OK。然後，就算沒有辦法每天持續運動，也可以從每周 2 次開始嘗試。配合自己的生活步調，不過度勉強並持續堅持運動，才是走向塑身成功最快速的道路。

POINT 1 | 均衡飲食＆運動的成功關鍵

運動

為了不讓肌肉量減少並促進脂肪燃燒，穩定持續地運動很重要。

維持平衡很重要！

飲食

控制糖質並積極攝取蛋白質。也要重視膳食纖維和維他命等其他營養素均衡。

POINT 2 | 練肌肉要吃高蛋白的飲食！

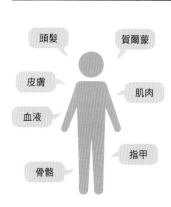

頭髮

賀爾蒙

皮膚

肌肉

血液

指甲

骨骼

蛋白質除了是維持肌肉不可或缺的營養素，也和人體中所有組織的組成有關。蛋白質的成分僅次於水，占人體比例高達 20%。盡可能從日常飲食中多攝取大量的優質蛋白質吧。

13

首先，從這裡開始！
STEP1 塑身期

先試著不吃米和麵包等主食

減肥的第一步，就是把目標放在減少體脂肪、降低體重的塑身期。為了促使脂肪燃燒，建議攝取糖質量以 1 天 50g、1 餐 10~17g 為原則。開始試著不吃米飯、麵包和麵類等主食以及點心類的低糖質飲食。在蔬菜和配菜的調味料中也有糖質，所以去除主食就能剛好達到平衡。先持續 2 周養成習慣。或採用只在晚餐時不吃主食的方法也 OK ！

攝取蛋白質就能充滿活力

去除主食後為了不產生空腹感，就得提高菜餚的口感。將組成肌肉的原料—蛋白質，如肉類、魚類、豆類和蛋類等均衡搭配，並且增加到足以產生飽足感的份量！要特別注意味醂和番茄醬等調味料的糖質量。另外，蔬菜類中有很多出乎意料的高糖質食材，所以請參考本書並確認各類食材的糖質量後，再做出聰明的選擇吧。

POINT 1 | 糖質1日50g以下

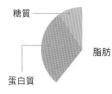

糖質 ——
脂肪
蛋白質

塑身期的營養素均衡圖如同左圖所示。1 片吐司的糖質量約 27g、1 碗白飯甚至有約 55g 的糖質量，所以最好避免吃白飯、麵包類和麵類。

POINT 2 | 需要積極攝取的營養素

請攝取有益於燃燒脂肪的成分。例如，燃燒脂肪時所需的卡尼丁 (常見於羊肉、鮭魚、鮪魚、貝類中)、維他命 B2(納豆與烤海苔等) 或促進排汗的辣椒素 (辣椒等)。

POINT 3 | 1天的飲食量主要集中在午餐

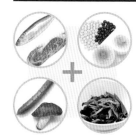

配合大腦和內臟活動的時間，每日固定吃 3 餐可以幫助調整身體機能。能量主要在高度活動的時段被消耗，因此一定要在內臟器官活動最活躍的午餐時段固定進食。為了避免空腹，也可以吃點心！

07

靠STEP2& STEP3
提高身體的基礎代謝率！

增肌期要讓肌肉量UP！

在習慣低糖質的飲食並成功後，進入「增肌期」要優先考量提高基礎代謝率和增加肌肉量。必須一邊觀察，再逐漸地調整增加攝取糖質。夜間時段較容易產生脂肪，準備讓身體進入休息模式的晚飯糖質量要控制在 10~17g，主食則可以在早餐或運動後吃。就算是不運動的人，在活動量變多的白天時段吃主食也 OK。

維持期要避免復胖！

最後就進入了維持完成改造身材的「維持期」階段。為了持續保持理想的身材，必須養成不讓肌肉消失、控制糖質的習慣，進而防止復胖。1 天的糖質量建議維持在 120g 以下，也需注意不要吃過多主食。還有為了有效地攝取食物中的營養素，也要留心飲食均衡。遵守上述的原則，就可以得到受益終身的日常飲食管理與夢寐以求的身材！

POINT 1 | 增肌期的秘訣

糖質量為
每餐
體重 (kg) X 1~1.2g

想要增加肌肉量，就要注意在消化系統中扮演重要角色的腸道健康。要積極攝取幫助改善腸內環境的膳食纖維、增加腸內細胞活性的維他命 C 等營養素，就能促使蛋白質順利轉化為肌肉。

飲食內容為
蛋白質　脂肪　糖質

需要攝取的營養素
海藻和菇類的膳食纖維
青花菜、甜椒和紅椒的維他命 C

　膳食纖維　　維他命 C

POINT 2 | 維持期的秘訣

糖質量為
1 天 120g 以下

有助於代謝的營養素很重要。維他命 B1 是將人體內的糖質轉化成能量時必備的營養素。若是缺乏維他命 B1，糖質就無法有效地被轉化成能量，進而容易感到疲累。

飲食內容為
蛋白質　脂肪　糖質

飲食內容為
大豆和烤海苔等食材中
內含的維他命 B1

08

無負擔持續進行
低醣飲食的秘訣在哪裡？

不空腹 ： 1天3餐+點心

在空腹時攝取糖質，血糖值就會急遽上升。不過度勉強也能持續塑身的秘訣就是避免空腹。因此，1 日吃 3 餐，甚至吃點心都 OK。請明智地選擇堅果類、無糖優格或起司等糖質量少的食物。市售食品建議要先確認營養成分標示表後，選擇不含糖質的食品。滑手機或看電視時會嘴饞想吃東西、進食速度快或大吃大喝等習慣的人也要特別注意。

改善一點點飲食習慣

參考低糖質飲食法的重點並重新檢視自己的飲食習慣。例如，降低進食速度也是防止血糖值上升的小撇步。增加咀嚼次數也會增加飽足感。更會促進消化、減輕對胃部的負擔。另外，也請注意進食的順序。建議的進食順序為吃膳食纖維、蛋白質、糖質。先攝取膳食纖維，就會使糖質的消化吸收過程變得穩定，將糖質放到最後才吃，是為了避免血糖值突然上升。

POINT 1 | 開始只在晚餐時不吃主食

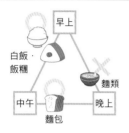

早上

白飯・
飯糰

麵類

中午

晚上

麵包

喜歡吃白飯和麵類的人，可以先降低難度再開始。試著只在晚餐時去除主食。即使體重變化相對緩慢，但先體驗早上睜開眼後神清氣爽、身體感覺變輕了等效果也很重要。

POINT 2 | 靠菜餚得到飽足感！

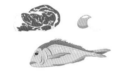

吃高蛋白質食材，
跟空腹感說再見！

一說到減肥，大多傾向於避免吃肉類，不過為了打造不易胖的體質，攝取形成肌肉的原料─蛋白質十分重要。但是，如果只吃肉會導致營養不均衡，以及胃酸分泌不足 (難以消化食物)，所以也要靈活搭配富含蛋白質的蛋和大豆等食材。

POINT 3 | 充分攝取水份

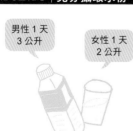

男性 1 天
3 公升

女性 1 天
2 公升

開始減肥就會容易便秘。那是因為體內水分不足，致使消化吸收和搬運老廢物質的功能無法順利運行。咖啡因有利尿作用，所以每次請盡量喝少量的常溫水來補充水分。

19

09

也要注意1天三餐的
飲食均衡！

份量排序是中午>早上>晚上

在固定時間吃 1 日 3 餐是很重要的。午餐吃最多，早餐比午餐少吃一些，而晚餐在 3 餐中分量最少。這是最棒的低糖質飲食安排。因為減肥而不吃早餐，這就是易胖體質的人常會犯的錯誤。不吃早餐會導致體溫不容易提高、身體難以活化，反而會使基礎代謝率降低。請試看看在菜單上額外加上 2 道配菜，來代替被去掉的主食。

如果肚子餓了吃點心也OK！

每餐之間的間隔時間過長，身體感受到空腹就會自動儲存脂肪，結果反而會發胖。這種時候，與其忍耐空腹感，還不如吃些點心。善於挑選有抗氧化效果的食材，除了可以補充塑身期間容易缺乏的營養素，也會對健康和美容帶來效果！含有 70% 以上多酚的巧克力、有豐富礦物質的小魚乾、富含蛋白質的海帶根以及魷魚乾等都很推薦。

1日的建議食材&菜單

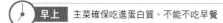

早上　主菜確保吃進蛋白質。不能不吃早餐

主菜
- 鹽烤鮭魚
- 豆腐
- 納豆
- 水煮蛋和歐姆蛋等蛋類料理

配菜①
- 奶油煸菠菜
- 涼拌芝麻豆芽
- 酪梨

配菜②
- 海帶湯
- 味噌湯
- 山藥泥昆布湯
- 無糖優格 (100g左右)

中午　因身體大量活動，食物量也要相應增加

主菜
- 薑燒豬肉
- 鹽烤鯖魚
- 沖繩雜炒
- 日式棒棒雞

配菜①
- 涼拌青椒魩仔魚
- 酪梨鮪魚沙拉
- 柴魚片烤香茄
- 豆腐沙拉

配菜②
- 海帶根
- 醋拌海帶芽黃瓜

點心　注意不要吃太多高卡路里的起司和堅果類

| 天然起司 | 可可含量 70%以上的巧克力 | 海帶根 | 小魚乾 | 炒原味堅果 | 魷魚乾 | 水煮蛋 |

晚上　對照早、午餐的飲食內容補充不足的部分

主菜
- 雞肉丸火鍋 (韭菜、菇類、蒟蒻絲)　・日式雞肉鍋
- 菲力牛排　・鹽烤肉串 (雞腿、雞胗、雞肝、雞柳、獅子唐青椒仔、香菇等)　・生魚片拼盤 (鮪魚、魷魚、蝦子、扇貝)

配菜①
- 炒水菜　・炒青菜
- 燙菠菜　・煎蘑菇

配菜②
- 燉鹿條菜
- 醋拌水雲菜

在家煮也可以輕鬆低醣飲食！美味菜單的做法

健康的料理訣竅是什麼？

就算是相同的食材，不同的調理方式也會改變熱量。降低熱量的調理方式有「汆燙」、「蒸」、「用烤網燒烤」三種。接著還有「生吃」、「燉煮」、「用平底鍋煎」、「炒」、「炸」等。在炒菜時，建議使用以氟素樹脂（鐵氟龍）加工、可以降低油量的平底鍋。如果覺得做菜很麻煩的人，也可以設法減少菜餚數量並增加份量。

只要1種調味料就能回味無窮

嘗試加入醬油、鹽或美乃滋等作為基礎調味，再加上咖哩粉、黑胡椒等辛香料或青紫蘇、芝麻等佐料。燉煮食材時只要熬出高湯，就算減少調味料也可充分享用鮮味及甜味。加芝麻油提升風味、加橄欖油帶出清爽口感……可以自在地任意組合。邊探索邊找尋自己喜歡的調味方式，也是能持續做料理的小祕訣。

POINT 1 | 了解一下選擇調味料的秘訣

高糖質

- ·味酥
- ·番茄醬
- ·白味噌
- ·醬汁
- ·無油沙拉醬
- ·生魚片用醬油

低糖質

- ·鹽
- ·胡椒
- ·奶油
- ·橄欖油
- ·芝麻油
- ·美乃滋

(卡路里減半的
美乃滋的糖質更高)

- ·辣味噌

POINT 2 | 邊探索邊找尋自己喜歡的調味方式

①基礎調味	②刺激的香辛料	③添加鮮味！
·天然鹽 ·香草鹽 ·醋 ·醬油 ·辣味噌 ·奶油 ·橄欖油 ·芝麻油 ·高湯(昆布或雞骨) 等等	·芥末 ·山葵 ·顆粒狀芥末 ·薑 ·蒜頭 ·咖哩粉 ·黑胡椒 ·辣椒 ·豆瓣醬 ·柚子胡椒 等等	·烤海苔 ·櫻花蝦 ·柴魚片 ·梅干 ·炒芝麻 ·海苔粉 ·鹽昆布 等等乾貨
例如… 日式雞肉鍋 加上味噌！ 就變身為味噌鍋♪	**例如…** 炒蔬菜 加上豆瓣醬！ 就變身為 微辣炒蔬菜♪	**例如…** 豆腐加上柴魚片！ 就變身為滋味豐富 的日式冷豆腐♪

23

11

只要抓到訣竅即使外食也能低醣飲食！

從選擇店家開始就不容馬虎！

請避免去只有不能改配菜的套餐菜單和定食的店家。豬排店、拉麵店、中式料理店都 NG。還有，晚上經常外食的人，可以去有豐富單點料理的居酒屋比較方便。要避免加很多糖及味醂的燉魚、燉物菜單。豆腐、生魚片、鹽味燒烤、簡單調味的沙拉……有其他很多可以吃得滿足的菜單。選擇調味料少的料理也是一大重點。

便利商店和超市販售的食品呢？

減肥時便利商店和超市真的是一大助力。養成事先確認寫在商品包裝上的營養成分標示 (參考次頁)，並挑選低糖質食材的習慣就 OK！避免購買裝有玉米、馬鈴薯和麵包丁的沙拉，選購可以挑沙拉醬的商品。請善用不太需要花功夫料理的豆腐和水煮蛋。也可以不喝關東煮的湯控制糖質量。

Q 哪一個是低糖質？

ANSWER!

VS

烤肉店・牛排店　VS　壽司店

菲力部位&鹽味GOOD！

比起含有白飯的壽司，肉類反而更好。最好選脂肪較少的菲力部位。但因為脂肪含量很多，所以要靠沙拉和海藻類達到營養均衡。

日式炸雞便當　VS　幕之內便當

靠各種小菜達到營養均衡

考慮到營養均衡，比較建議選擇有多種小菜的幕之內便當。盡量點白飯量少的便當或是只買小菜。

下酒菜 滷下水　VS 　下酒菜 燒烤

燒烤要選鹽味！

燒烤要選鹽味，其中雞胗、雞肝、雞腿或雞柳都可以。滷下水常會跟紅蘿蔔等高糖質的蔬菜一起燉煮，所以要注意。

清酒　VS 　燒酒

有空檔時不要忘了喝水或茶！

屬於蒸餾酒的燒酒和威士忌都是0糖質。要控制葡萄酒的飲用量。清酒、啤酒和梅酒都是高糖質。可以喝0糖質的發泡酒代替啤酒。

CHECK 市售食品必須要確認的重點！

營養成分標示 (每 100g)
熱量：141kcal
蛋白質：12.5g
脂肪：2.1g
碳水化合物：20.6g
鈉：3.9g
膳食纖維：6.4g

市售商品的標籤上雖然附有「營養成分標示」，但大多時候沒有明確標示出糖質量。這個時候可以當作「碳水化合物量＝糖質量最大值」。若有標示膳食纖維，可以用「碳水化合物 (減去) 膳食纖維」的方式計算。

POINT！

食品原料的記載大多是採量多到量少的順序。因此需要確認是否含有穀物類、塊莖類和砂糖類等成分。

Introduction

25

本書的活用方式

RIZAP式・低糖質飲食的吃法

①
肉類・海鮮類

主菜
主菜以高蛋白質的食材為主。
肉類中雞肉的糖質最低。
→ 請看P.29~53

②
蛋・豆類(大豆、納豆等)

配菜①
例如,主菜是肉,副餐就可
以吃蛋或豆腐,提供身體活
力。 → 請看P.82~86

③
蔬菜

配菜②
吃大量的蔬菜和菇類,補充維
他命、礦物質和膳食纖維。
→ 請看P.56~79

④
海藻類

配菜③
海藻類是低卡路里食物且富含
膳食纖維和礦物質,因此請
盡量每天吃。 → 請看P.88~90

做料理的時候…

午餐 → ① + ② + ③ + ④

早餐 → ① + ② + ③

晚餐 → ② + ③

(或者是 ② + ③ + ④)

一湯四菜、
均衡飲食

試著增加1道主菜,替代
被去除的主食。「一湯四
菜」就是指主菜、副餐、
2道配菜和1道湯。

傳授各類別食材的挑選秘訣！

1 當作主菜的肉類・海鮮類

建議分量為
1個手掌的量

肉不要只從牛、豬和雞中挑選，而是盡量以肉和魚的比例1:1的方式來設計每日的菜單。魚類中鰈魚或鱈魚等白肉魚的脂肪，比起鯖魚或秋刀魚等藍皮魚的脂肪更少。

重點建議！

· 去除肥肉的部分
· 選擇雞柳等低脂肪的部位

2 當作副菜的蔬菜・海藻類

建議分量為
雙手可捧起的量

蛋富含從蛋白質、礦物質到維他命等各種營養素。但因為不包含維他命C和膳食纖維，所以建議和蔬菜一起吃。

重點建議！

· 蔬菜盡可能挑選當季的產品
· 以1天吃350g的蔬菜為目標

3 湯品

配合主菜選擇湯和配料。也可以在湯裡加入大量配料當成主菜。

重點建議！

· 善用柴魚片和昆布高湯，可達到減鹽效果

4 主食

選擇
偏咖啡色的食物

玄米比起白米多出約8倍的維他命B_1、約5倍的膳食纖維，並含有豐富的鉀和鎂等礦物質。 很有嚼勁，只要少量就容易得到飽足感。

重點建議！

· 加入菇類和海帶芽等低卡路里的食材做成炊飯
· 麵包就要選擇黑麥麵包或是小麥胚芽麵包

各項資料的讀法

介紹本書糖質量等資料的讀法及使用方法。

食品名稱
或主材料、商品和料理的名稱。也可以從書末的 索引 (P.180~191) 中查找。

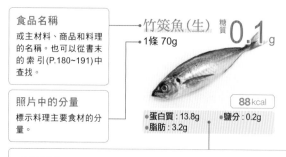

竹筴魚 (生) 糖質 **0.1** g

1條 70g

88 kcal

照片中的分量
標示料理主要食材的分量。

●蛋白質：13.8g　●鹽分：0.2g
●脂肪：3.2g

成分資料
標示糖質、卡路里、蛋白質、鹽份 (食鹽含量、鈉值)。
部分鹽份資料改為標示維他命C。

 開始低醣飲食之前

※ 開始低醣飲食後就會馬上產生效果，因此長期服用口服降血糖藥物及注射胰島素的人，可能會引發低血糖症狀。
請務必在實施低醣飲食前事先諮詢主治醫師。

※ 患有糖尿病、腎臟疾病、慢性胰臟炎 (急性反覆復發)、肝硬化等疾病，或長鏈脂肪酸代謝異常的患者，請務必事先諮詢主治醫師。

· 成分資料計算是根據日本文部科學省 科學技術・學術審議會 資源調查分科會編製《日本食品標準成分表 2015 年度版 (修訂第七版)》(政府刊物：獨立行政法人 國立印刷局發行) 中的資料為基準。
· 成分資料的計算是出自於卡路里計算・營養價值計算中心的計算結果。
· 卡路里、維他命 C 四捨五入到小數點後第 1 位，其他資料則四捨五入到小數點後第 2 位。
· 當卡路里、維他命 C 含量在 0.4g 以下，以及其他成分資料在 0.04g 以下時，即使食品中含有這些成分也會將數值標記為 0。
· 照片中的份量雖包含皮、骨、內臟與殼無法食用 (丟棄) 的部位，但成分資料只計算可食用的部位。
· 鹽分以食鹽含量計算之。
· 第 2 部分中的蔬菜、水果、菇類和塊莖類等大多數食材，因其鹽分含量為 0 或極少量，轉為標示維他命 C 的數值。
· 穀物類與塊莖類會標示出 GI 值。
· 部分酒精飲料也會標示出酒精含量。
· 部分市售食品會標示企業名稱。企業商品的數值皆為 2017 年 4 月的記錄。

Part

1

海鮮類・肉類

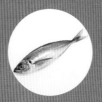

海鮮類 ▶ P.30

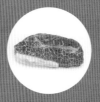

肉類 ▶ P.47

海鮮類

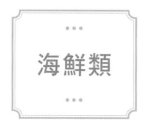

竹筴魚（生）
1條 70g

糖質 **0.1** g

88 kcal

● 蛋白質：13.8g ● 鹽分：0.2g
● 脂肪：3.2g

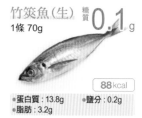

竹筴魚（剖開曬乾‧生）
1片 70g

糖質 **0.1** g

118 kcal

● 蛋白質：14.1g ● 鹽分：1.2g
● 脂肪：6.2g

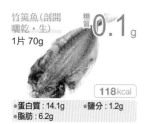

星鰻（生）
1條 50g

糖質 **0** g

81 kcal

● 蛋白質：8.7g ● 鹽分：0.2g
● 脂肪：4.7g

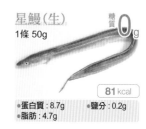

星鰻（蒸）
75g

糖質 **0** g

146 kcal

● 蛋白質：13.2g ● 鹽分：0.2g
● 脂肪：9.5g

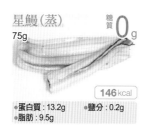

馬頭魚（生）
1塊 120g

糖質 **0** g

136 kcal

● 蛋白質：22.6g ● 鹽分：0.2g
● 脂肪：4.3g

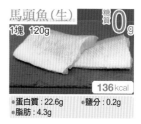

香魚（生）
1條 85g

糖質 **0.1** g

85 kcal

● 蛋白質：15.6g ● 鹽分：0.2g
● 脂肪：2g

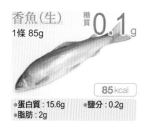

鮟鱇肝（生）
10g

糖質 **0.2** g

45 kcal

● 蛋白質：1g ● 鹽分：0g
● 脂肪：4.2g

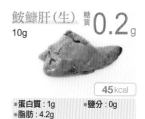

玉筋魚（佃煮）
糖質 3.1g

10g

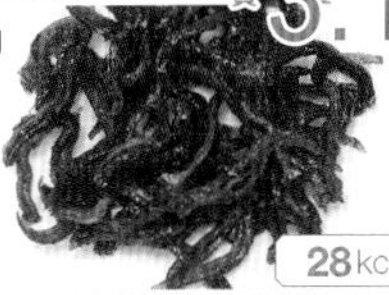

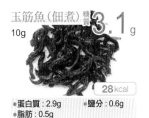

28kcal

- 蛋白質：2.9g
- 鹽分：0.6g
- 脂肪：0.5g

沙丁魚（煮後曬乾）
糖質 0g

5g

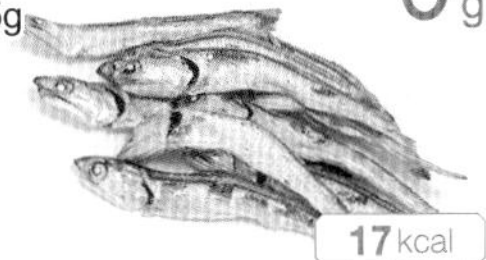

17kcal

- 蛋白質：3.2g
- 鹽分：0.2g
- 脂肪：0.3g

日本鯷魚（小魚乾）
糖質 0g

10g

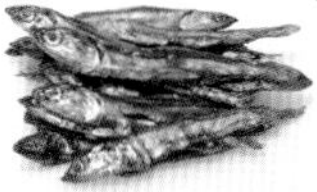

34kcal

- 蛋白質：6.7g
- 鹽分：0.2g
- 脂肪：0.6g

日本鯷魚（加味醂後曬乾）
糖質 6.3g

1片 25g

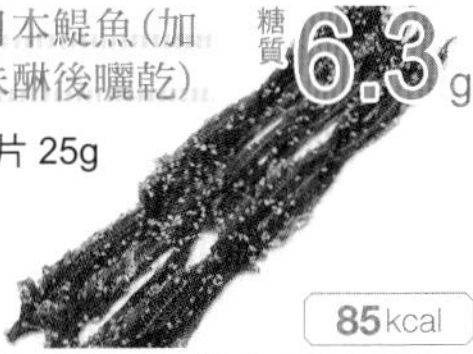

85kcal

- 蛋白質：11.1g
- 鹽分：0.7g
- 脂肪：1.8g

斑點莎瑙魚（生）
糖質 0.1g

1條 70g

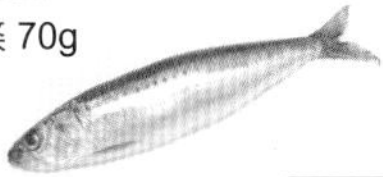

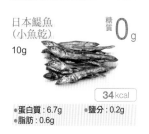

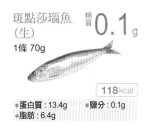

118kcal

- 蛋白質：13.4g
- 鹽分：0.1g
- 脂肪：6.4g

沙丁魚乾（生）
糖質 0.1g

1條 13g

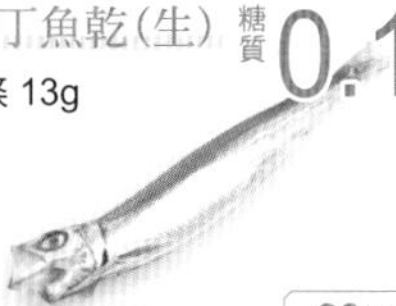

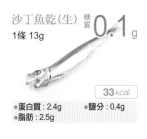

33kcal

- 蛋白質：2.4g
- 鹽分：0.4g
- 脂肪：2.5g

魩仔魚乾
糖質 0g

1大匙 6g

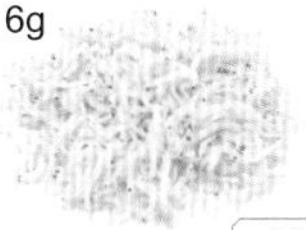

12kcal

- 蛋白質：2.4g
- 鹽分：0.4g
- 脂肪：0.2g

岩魚（生）
糖質 0.1g

1條 70g

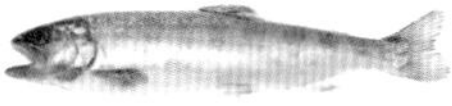

80kcal

- 蛋白質：13.3g
- 鹽分：0.1g
- 脂肪：2.5g

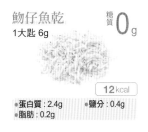

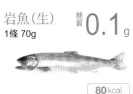

鰻魚（生）
100g

糖質 **0.3** g

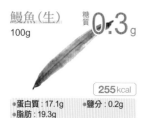

255 kcal

- 蛋白質：17.1g
- 脂肪：19.3g
- 鹽分：0.2g

鰻魚（蒲燒）
90g

糖質 **2.8** g

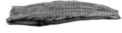

264 kcal

- 蛋白質：20.7g
- 脂肪：18.9g
- 鹽分：1.2g

紅肉旗魚（生）
1塊 100g

糖質 **0.1** g

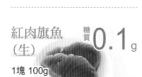

115 kcal

- 蛋白質：23.1g
- 脂肪：1.8g
- 鹽分：0.2g

劍旗魚（生）
1塊 100g

糖質 **0.1** g

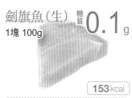

153 kcal

- 蛋白質：19.2g
- 脂肪：7.6g
- 鹽分：0.2g

鰹魚（秋獲・生）
1片 200g

糖質 **0.4** g

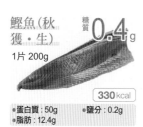

330 kcal

- 蛋白質：50g
- 脂肪：12.4g
- 鹽分：0.2g

柴魚
1塊 150g

糖質 **1.2** g

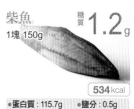

534 kcal

- 蛋白質：115.7g
- 脂肪：4.4g
- 鹽分：0.5g

柴魚片
1包 2g

糖質 **0** g

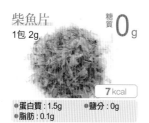

7 kcal

- 蛋白質：1.5g
- 脂肪：0.1g
- 鹽分：0g

鰹魚（燉煮）
100g

糖質 **21.4** g

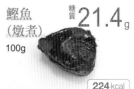

224 kcal

- 蛋白質：31g
- 脂肪：1.6g
- 鹽分：3.8g

梭子魚（生）

1條 95g

糖質 **0.1** g

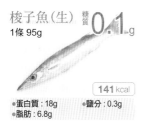

141 kcal

● 蛋白質：18g
● 脂肪：6.8g

● 鹽分：0.3g

黃蓋鰈魚（生）

1條 120g

糖質 **0.1** g

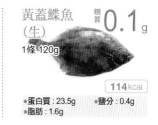

114 kcal

● 蛋白質：23.5g
● 脂肪：1.6g

● 鹽分：0.4g

帶卵鰈魚（生）

1片 100g

糖質 **0.1** g

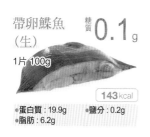

143 kcal

● 蛋白質：19.9g
● 脂肪：6.2g

● 鹽分：0.2g

鰈魚乾

1條 75g

糖質 **0** g

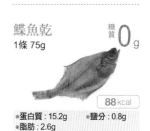

88 kcal

● 蛋白質：15.2g
● 脂肪：2.6g

● 鹽分：0.8g

剝皮魚（生）

1條 85g

糖質 **0** g

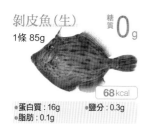

68 kcal

● 蛋白質：16g
● 脂肪：0.1g

● 鹽分：0.3g

紅甘魚（生）

1片 80g

糖質 **0.1** g

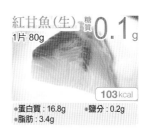

103 kcal

● 蛋白質：16.8g
● 脂肪：3.4g

● 鹽分：0.2g

沙鮻魚（生）

1條 30g

糖質 **0** g

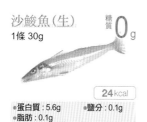

24 kcal

● 蛋白質：5.6g
● 脂肪：0.1g

● 鹽分：0.1g

丁香魚（生）

1條 10g

糖質 **0** g

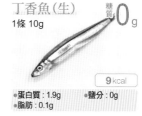

9 kcal

● 蛋白質：1.9g
● 脂肪：0.1g

● 鹽分：0g

海鮮類・肉類

丁香魚（調味後曬乾）
25g
糖質 **0.1** g

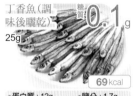

69 kcal
- 蛋白質：12g
- 脂肪：1.9g
- 鹽分：1.7g

魚子醬
1大匙　5g
糖質 **0.1** g

13 kcal
- 蛋白質：1.3g
- 脂肪：0.9g
- 鹽分：0.2g

紅大目仔魚（生）
1塊 100g
糖質 **0.1** g

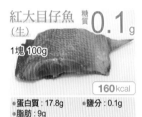

160 kcal
- 蛋白質：17.8g
- 脂肪：9g
- 鹽分：0.1g

鯉魚（生）
1塊 100g
糖質 **0.2** g

171 kcal
- 蛋白質：17.7g
- 脂肪：10.2g
- 鹽分：0.1g

銀鮭（生）
1塊 100g
糖質 **0.3** g

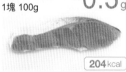

204 kcal
- 蛋白質：19.6g
- 脂肪：12.8g
- 鹽分：0.1g

鮭魚卵
1大匙　17g
糖質 **0** g

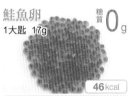

46 kcal
- 蛋白質：5.5g
- 脂肪：2.7g
- 鹽分：0.4g

筋子（帶膜鮭魚卵）
50g
糖質 **0.5** g

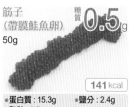

141 kcal
- 蛋白質：15.3g
- 脂肪：8.7g
- 鹽分：2.4g

紅鮭（生）
1塊 100g
糖質 **0.1** g

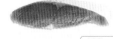

138 kcal
- 蛋白質：22.5g
- 脂肪：4.5g
- 鹽分：0.1g

※ 譯註：「筋子」是從鮭魚肚取出後保留整個卵巢膜的成串鮭魚卵，並連膜整串醃漬。

煙燻鮭魚
3片 45g

糖質 **0** g

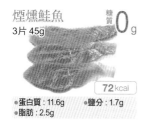

| 72 kcal |

- 蛋白質：11.6g
- 脂肪：2.5g
- 鹽分：1.7g

白腹鯖魚（生）
1塊 80g

糖質 **0.2** g

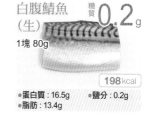

| 198 kcal |

- 蛋白質：16.5g
- 脂肪：13.4g
- 鹽分：0.2g

白腹鯖魚（烤）
2塊 120g

糖質 **0.5** g

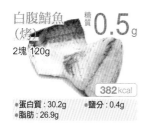

| 382 kcal |

- 蛋白質：30.2g
- 脂肪：26.9g
- 鹽分：0.4g

鹽漬鯖魚
1塊 80g

糖質 **0.1** g

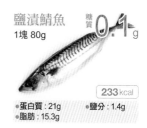

| 233 kcal |

- 蛋白質：21g
- 脂肪：15.3g
- 鹽分：1.4g

鯖魚（剖開曬乾）
1片 280g

糖質 **0.6** g

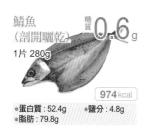

| 974 kcal |

- 蛋白質：52.4g
- 脂肪：79.8g
- 鹽分：4.8g

醋醃鯖魚
50g

糖質 **0.9** g

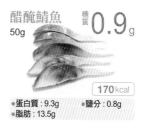

| 170 kcal |

- 蛋白質：9.3g
- 脂肪：13.5g
- 鹽分：0.8g

魚翅
2片 120g

糖質 **0** g

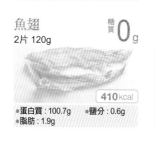

| 410 kcal |

- 蛋白質：100.7g
- 脂肪：1.9g
- 鹽分：0.6g

沙氏下鱵（生）
1條 90g

糖質 **0** g

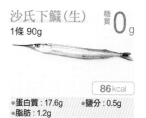

| 86 kcal |

- 蛋白質：17.6g
- 脂肪：1.2g
- 鹽分：0.5g

海鮮類・肉類

日本馬加鰆魚（生）

糖質 **0.1** g

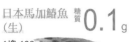

1塊 100g

177 kcal

● 蛋白質：20.1g　　● 鹽分：0.2g
● 脂肪：9.7g

秋刀魚（生）

糖質 **0.1** g

1條 100g

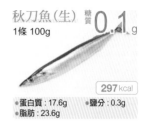

297 kcal

● 蛋白質：17.6g　　● 鹽分：0.3g
● 脂肪：23.6g

秋刀魚（剖開曬乾・生）

糖質 **0.1** g

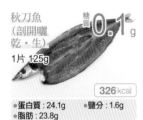

1片 125g

326 kcal

● 蛋白質：24.1g　　● 鹽分：1.6g
● 脂肪：23.8g

秋刀魚（加味酥煮後曬乾）

糖質 **20.4**

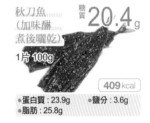

1片 100g

409 kcal

● 蛋白質：23.9g　　● 鹽分：3.6g
● 脂肪：25.8g

柳葉魚（生魚乾）

糖質 **0** g

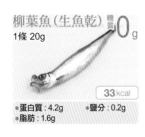

1條 20g

33 kcal

● 蛋白質：4.2g　　● 鹽分：0.2g
● 脂肪：1.6g

日本舌鰨魚（生）

糖質 **0** g

1條 150g

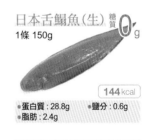

144 kcal

● 蛋白質：28.8g　　● 鹽分：0.6g
● 脂肪：2.4g

瓜仔魚（生）

糖質 **0.1** g

1片 80g

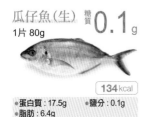

134 kcal

● 蛋白質：17.5g　　● 鹽分：0.1g
● 脂肪：6.4g

銀魚（生）

糖質 **0** g

20g

15 kcal

● 蛋白質：2.7g　　● 鹽分：0.1g
● 脂肪：0.4g

日本花鱸魚(生) 糖質 0g
1塊 100g

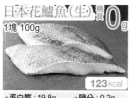

123kcal

- 蛋白質：19.8g
- 脂肪：4.2g
- 鹽分：0.2g

黃鯛(生) 糖質 0.2g
1塊 100g

108kcal

- 蛋白質：18.6g
- 脂肪：3.1g
- 鹽分：0.2g

黑鯛(生) 糖質 0.3g
1塊 100g

150kcal

- 蛋白質：20.4g
- 脂肪：6.7g
- 鹽分：0.1g

真鯛(生) 糖質 0.1g
1塊 100g

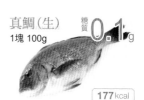

177kcal

- 蛋白質：20.9g
- 脂肪：9.4g
- 鹽分：0.1g

阿拉斯加鱈魚(生) 糖質 0g
1塊 100g

76kcal

- 蛋白質：17.4g
- 脂肪：0.3g
- 鹽分：0.3g

鱈魚子 糖質 0.2g
1條 50g

70kcal

- 蛋白質：12g
- 脂肪：2.4g
- 鹽分：2.3g

辣味明太子 糖質 1.5g
1條 50g

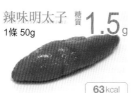

63kcal

- 蛋白質：10.5g
- 脂肪：1.7g
- 鹽分：2.8g

太平洋鱈魚(生) 糖質 0.1g
1塊 100g

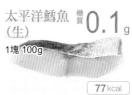

77kcal

- 蛋白質：17.6g
- 脂肪：0.2g
- 鹽分：0.3g

海鮮類・肉類

魚罣丸

1大匙 10g

糖質 0g

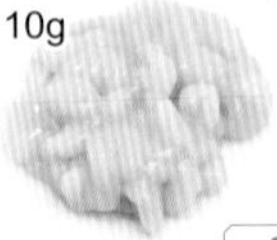

6kcal

- 蛋白質：1.3g
- 鹽分：0g
- 脂肪：0.1g

鱈魚乾

80g

糖質 0.1g

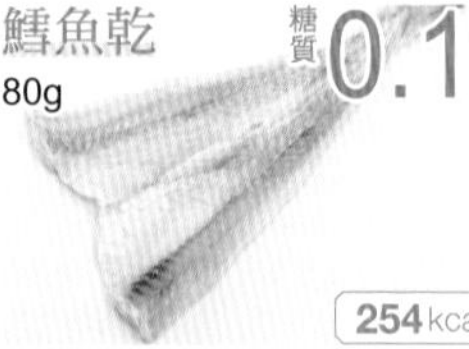

254kcal

- 蛋白質：58.6g
- 鹽分：3g
- 脂肪：0.6g

鱈魚鬆

1大匙 7g

糖質 2.9g

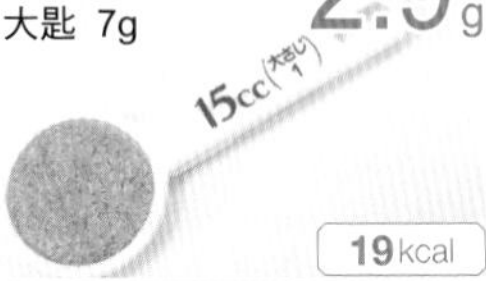

19kcal

- 蛋白質：1.8g
- 鹽分：0.3g
- 脂肪：0.1g

鯡魚(生)

1條 150g

糖質 0.2g

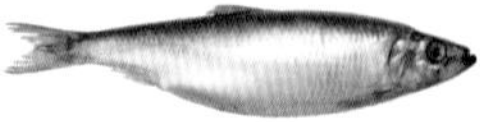

324kcal

- 蛋白質：26.1g
- 鹽分：0.5g
- 脂肪：22.7g

鯡魚乾

20g

糖質 0g

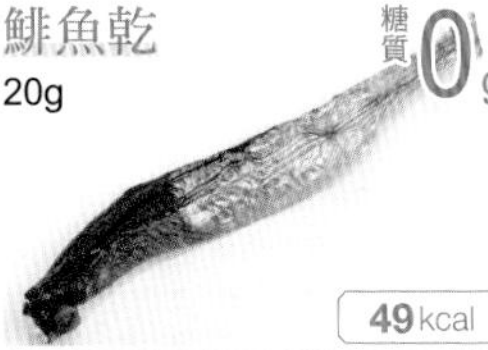

49kcal

- 蛋白質：4.2g
- 鹽分：0.1g
- 脂肪：3.3g

鯡魚卵(鹽漬・泡水還原)

1條 25g

糖質 0.2g

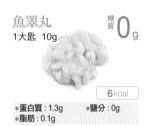

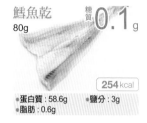

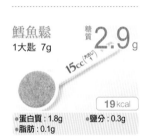

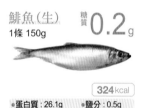

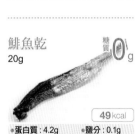

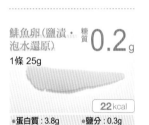

22kcal

- 蛋白質：3.8g
- 鹽分：0.3g
- 脂肪：0.8g

日本叉牙魚

1條 70

糖質 0g

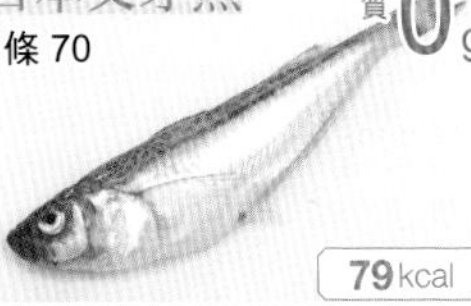

79kcal

- 蛋白質：9.9g
- 鹽分：0.4g
- 脂肪：4g

海鰻(生)

100g

糖質 0g

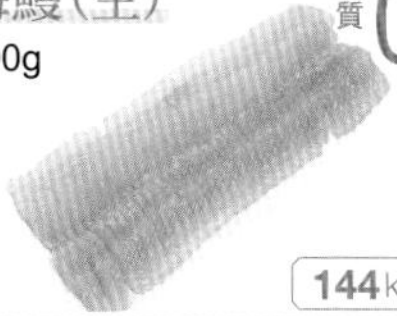

144kcal

- 蛋白質：22.3g
- 鹽分：0.2g
- 脂肪：5.3g

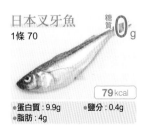

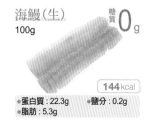

比目魚（生）
糖質 **0** g
1塊 100g

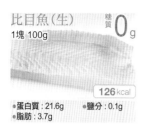

126 kcal

●蛋白質：21.6g　●鹽分：0.1g
●脂肪：3.7g

虎河豚（生）
糖質 **0.2** g
1塊 100g

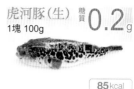

85 kcal

●蛋白質：19.3g　●鹽分：0.3g
●脂肪：0.3g

青甘魚（生）
糖質 **0.4** g
1塊 120g

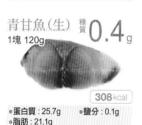

308 kcal

●蛋白質：25.7g　●鹽分：0.1g
●脂肪：21.1g

幼青甘魚
（生）
糖質 **0.4** g
1塊 120g

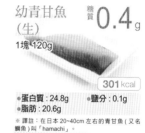

301 kcal

●蛋白質：24.8g　●鹽分：0.1g
●脂肪：20.6g

※ 譯註：在日本 20~40cm 左右的青甘魚（又名
鰤魚）叫「hamachi」。

遠東多線魚
（生）
糖質 **0.2** g
1條 200g

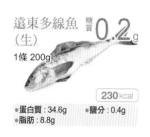

230 kcal

●蛋白質：34.6g　●鹽分：0.4g
●脂肪：8.8g

遠東多線魚
（剖開曬乾·
生）
糖質 **0.2** g
180g

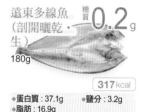

317 kcal

●蛋白質：37.1g　●鹽分：3.2g
●脂肪：16.9g

黃鰭鮪魚（生）
糖質 **0** g
1片 200g

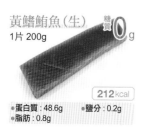

212 kcal

●蛋白質：48.6g　●鹽分：0.2g
●脂肪：0.8g

黑鮪魚瘦肉
（生）
糖質 **0.2** g
1片 200g

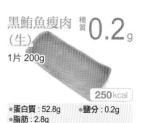

250 kcal

●蛋白質：52.8g　●鹽分：0.2g
●脂肪：2.8g

海鮮類·肉類

黑鮪魚肥肉（生）
糖質 **0.2** g
1片 200g

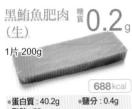

688 kcal

- 蛋白質：40.2g
- 脂肪：55g
- 鹽分：0.4g

西太公魚（生）
糖質 **0** g
1條 20g

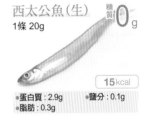

15 kcal

- 蛋白質：2.9g
- 脂肪：0.3g
- 鹽分：0.1g

西太公魚（佃煮）
糖質 **3.8** g
10g

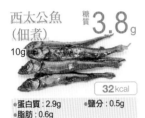

32 kcal

- 蛋白質：2.9g
- 脂肪：0.6g
- 鹽分：0.5g

毛蛤（生）
糖質 **0.9** g
1顆(蛤肉) 25g

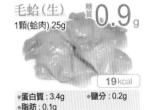

19 kcal

- 蛋白質：3.4g
- 脂肪：0.1g
- 鹽分：0.2g

蛤蜊（生）
糖質 **0** g
1個 5g

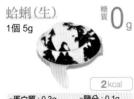

2 kcal

- 蛋白質：0.3g
- 脂肪：0g
- 鹽分：0.1g

鮑魚（生）
糖質 **4.8** g
1顆 120g

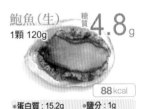

88 kcal

- 蛋白質：15.2g
- 脂肪：0.4g
- 鹽分：1g

牡蠣（生）
糖質 **0.7** g
1個 15g

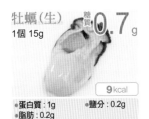

9 kcal

- 蛋白質：1g
- 脂肪：0.2g
- 鹽分：0.2g

牡蠣（汆燙）
糖質 **1.1** g
1顆 15g

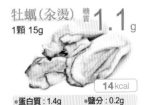

14 kcal

- 蛋白質：1.4g
- 脂肪：0.3g
- 鹽分：0.2g

角蠑螺（生）
1顆 20g
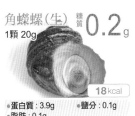
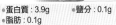
糖質 **0.2**g

18kcal

● 蛋白質：3.9g ● 鹽分：0.1g
● 脂肪：0.1g

蜆（生）
1顆 1g
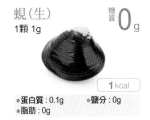
糖質 **0**g

1kcal

● 蛋白質：0.1g ● 鹽分：0g
● 脂肪：0g

海螺（生）
1顆 10g
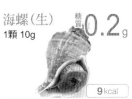
糖質 **0.2**g

9kcal

● 蛋白質：1.8g ● 鹽分：0.1g
● 脂肪：0g

文蛤（生）
1顆 15g
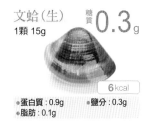
糖質 **0.3**g

6kcal

● 蛋白質：0.9g ● 鹽分：0.3g
● 脂肪：0.1g

文蛤（汆燙）
2顆 20g
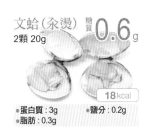
糖質 **0.6**g

18kcal

● 蛋白質：3g ● 鹽分：0.2g
● 脂肪：0.3g

扇貝（生）
1顆 100g
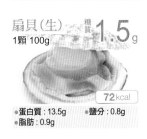
糖質 **1.5**g

72kcal

● 蛋白質：13.5g ● 鹽分：0.8g
● 脂肪：0.9g

扇貝（汆燙）
1顆 100g
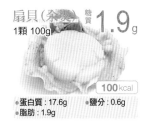
糖質 **1.9**g

100kcal

● 蛋白質：17.6g ● 鹽分：0.6g
● 脂肪：1.9g

扇貝貝柱（生）
1個 30g
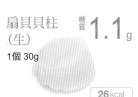
糖質 **1.1**g

26kcal

● 蛋白質：5.1g ● 鹽分：0.1g
● 脂肪：0.1g

海鮮類・肉類

北寄貝(生)
1顆 35g

糖質 **1.3**g

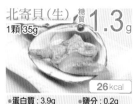

26 kcal

●蛋白質：3.9g　　●鹽分：0.2g
●脂肪：0.4g

日本象拔蚌
(生)

糖質 **0.1**g

1個 30g

25 kcal

●蛋白質：5.5g　　●鹽分：0.2g
●脂肪：0.1g

甜蝦(生)
1隻 7g

糖質 **0**g

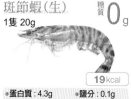

6 kcal

●蛋白質：1.4g　　●鹽分：0.1g
●脂肪：0g

伊勢龍蝦(生)
1隻 75g

糖質 **0**g

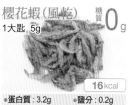

69 kcal

●蛋白質：15.7g　　●鹽分：0.7g
●脂肪：0.3g

斑節蝦(生)
1隻 20g

糖質 **0**g

19 kcal

●蛋白質：4.3g　　●鹽分：0.1g
●脂肪：0.1g

櫻花蝦(風乾)
1大匙 5g

糖質 **0**g

16 kcal

●蛋白質：3.2g　　●鹽分：0.2g
●脂肪：0.2g

明蝦(生)
1隻 15g

糖質 **0**g

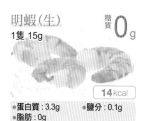

14 kcal

●蛋白質：3.3g　　●鹽分：0.1g
●脂肪：0g

沙蝦(生)
1隻 4g

糖質 **0**g

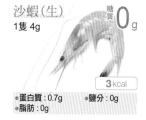

3 kcal

●蛋白質：0.7g　　●鹽分：0g
●脂肪：0g

草蝦（生）
糖質 0.1 g
1隻 25g

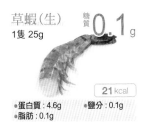

21 kcal

●蛋白質：4.6g　●鹽分：0.1g
●脂肪：0.1g

蝦米
糖質 0 g
10g

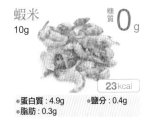

23 kcal

●蛋白質：4.9g　●鹽分：0.4g
●脂肪：0.3g

蝦子（佃煮）
糖質 9 g
30g

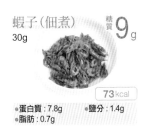

73 kcal

●蛋白質：7.8g　●鹽分：1.4g
●脂肪：0.7g

北海道毛蟹
（生）
糖質 0.2 g
100g

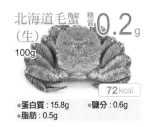

72 kcal

●蛋白質：15.8g　●鹽分：0.6g
●脂肪：0.5g

北海道毛蟹
（汆燙）
糖質 0.2 g
100g

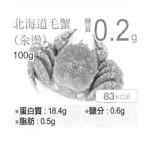

83 kcal

●蛋白質：18.4g　●鹽分：0.6g
●脂肪：0.5g

雪蟹（生）
糖質 0.1 g
100g

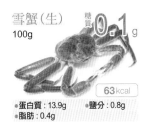

63 kcal

●蛋白質：13.9g　●鹽分：0.8g
●脂肪：0.4g

雪蟹（汆燙）
糖質 0.1 g
100g

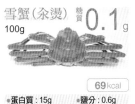

69 kcal

●蛋白質：15g　●鹽分：0.6g
●脂肪：0.6g

帝王蟹（生）
糖質 0.1 g
蟹腿1條 50g

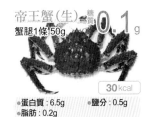

30 kcal

●蛋白質：6.5g　●鹽分：0.5g
●脂肪：0.2g

海鮮類．肉類

北魷(生)
1隻 210g

糖質 **0.2** g

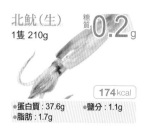

174 kcal

● 蛋白質：37.6g ● 鹽分：1.1g
● 脂肪：1.7g

螢火魷(生)
1隻 7g

糖質 **0** g

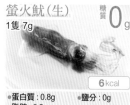

6 kcal

● 蛋白質：0.8g ● 鹽分：0g
● 脂肪：0.2g

長槍烏賊 (生)
1隻 185g

糖質 **0.7** g

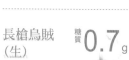

157 kcal

● 蛋白質：32.6g ● 鹽分：0.7g
● 脂肪：1.9g

魷魚乾
1片 75g

糖質 **0.3** g

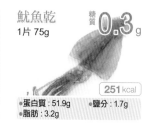

251 kcal

● 蛋白質：51.9g ● 鹽分：1.7g
● 脂肪：3.2g

魷魚絲
30g

糖質 **5.2** g

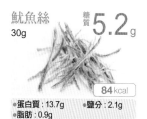

84 kcal

● 蛋白質：13.7g ● 鹽分：2.1g
● 脂肪：0.9g

煙燻魷魚
30g

糖質 **3.8** g

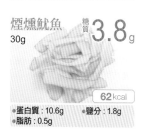

62 kcal

● 蛋白質：10.6g ● 鹽分：1.8g
● 脂肪：0.5g

鹽辛魷魚
1大匙 18g

糖質 **1.2** g

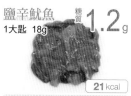

21 kcal

● 蛋白質：2.7g ● 鹽分：1.2g
● 脂肪：0.6g

章魚(生)
100g

糖質 **0.1** g

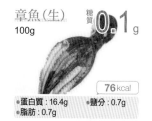

76 kcal

● 蛋白質：16.4g ● 鹽分：0.7g
● 脂肪：0.7g

※ 譯註：「鹽辛」是指將魷魚與其內臟加以鹽漬
並發酵的日式料理方式。

章魚（汆燙） 糖質 0.1g
100g

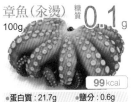

99kcal

●蛋白質：21.7g ●鹽分：0.6g
●脂肪：0.7g

磷蝦（生） 糖質 0.2g
80g

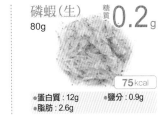

75kcal

●蛋白質：12g ●鹽分：0.9g
●脂肪：2.6g

調味海膽 糖質 2.3g
1大匙 15g

15cc（大さじ1）

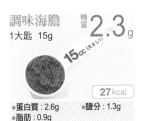

27kcal

●蛋白質：2.6g ●鹽分：1.3g
●脂肪：0.9g

海膽醬 糖質 3.4g
1大匙 15g

15cc（大さじ1）

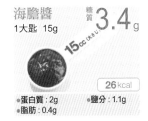

26kcal

●蛋白質：2g ●鹽分：1.1g
●脂肪：0.4g

水母（鹽漬．
泡水去鹽） 糖質 0g

30g

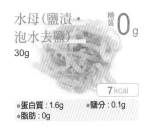

7kcal

●蛋白質：1.6g ●鹽分：0.1g
●脂肪：0g

海參腸卵 糖質 0.1g
20g

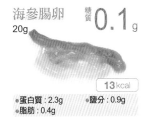

13kcal

●蛋白質：2.3g ●鹽分：0.9g
●脂肪：0.4g

海螄（生） 糖質 0.4g
1隻 50g

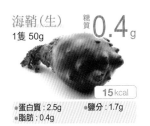

15kcal

●蛋白質：2.5g ●鹽分：1.7g
●脂肪：0.4g

蟹肉棒 糖質 1.4g
1根 15g

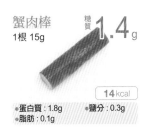

14kcal

●蛋白質：1.8g ●鹽分：0.3g
●脂肪：0.1g

蒸魚板
1條 200g

糖質 **19.4** g

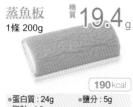

190 kcal

● 蛋白質：24g　● 鹽分：5g
● 脂肪：1.8g

竹輪
1根 100g

糖質 **13.5** g

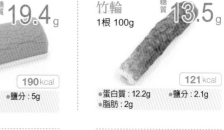

121 kcal

● 蛋白質：12.2g　● 鹽分：2.1g
● 脂肪：2g

伊達卷
1塊 20g

糖質 **3.5** g

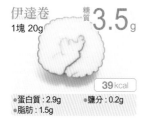

39 kcal

● 蛋白質：2.9g　● 鹽分：0.2g
● 脂肪：1.5g

魚丸
3顆 60g

糖質 **3.9** g

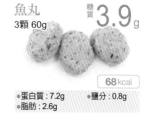

68 kcal

● 蛋白質：7.2g　● 鹽分：0.8g
● 脂肪：2.6g

鳴門卷
2片 20g

糖質 **2.3** g

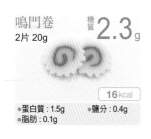

16 kcal

● 蛋白質：1.5g　● 鹽分：0.4g
● 脂肪：0.1g

半片
1片 100g

糖質 **11.4** g

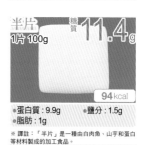

94 kcal

● 蛋白質：9.9g　● 鹽分：1.5g
● 脂肪：1g

※ 譯註：「半片」是一種由白肉魚、山芋和蛋白
等材料製成的加工食品。

薩摩炸魚餅
1片 30g

糖質 **4.2** g

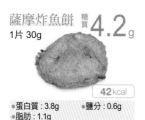

42 kcal

● 蛋白質：3.8g　● 鹽分：0.6g
● 脂肪：1.1g

魚肉香腸
1根 80g

糖質 **10.1** g

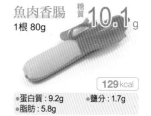

129 kcal

● 蛋白質：9.2g　● 鹽分：1.7g
● 脂肪：5.8g

肉類

和牛肩肉（生）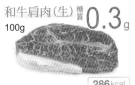
100g
糖質 0.3g

286kcal

●蛋白質：17.7g ●鹽分：0.1g
●脂肪：22.3g

和牛肩里肌肉（生）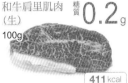
100g
糖質 0.2g

411kcal

●蛋白質：13.8g ●鹽分：0.1g
●脂肪：37.4g

和牛肋眼排（生）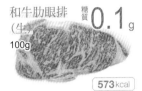
100g
糖質 0.1g

573kcal

●蛋白質：9.7g ●鹽分：0.1g
●脂肪：56.5g

和牛沙朗牛排（生）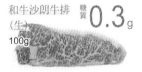
100g
糖質 0.3g

498kcal

●蛋白質：11.7g ●鹽分：0.1g
●脂肪：47.5g

和牛五花肉（生）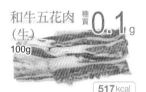
100g
糖質 0.1g

517kcal

●蛋白質：11g ●鹽分：0.1g
●脂肪：50g

和牛腿肉（生）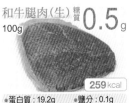
100g
糖質 0.5g

259kcal

●蛋白質：19.2g ●鹽分：0.1g
●脂肪：18.7g

和牛臀肉（生）
100g
糖質 0.4g

347kcal

●蛋白質：15.1g ●鹽分：0.1g
●脂肪：29.9g

海鮮類・肉類

和牛菲力
牛排(生)
100g

糖質 0.3g

223kcal

● 蛋白質：19.1g　● 鹽分：0.1g
● 脂肪：15g

進口牛肩肉
(生)
100g

糖質 0.1g

180kcal

● 蛋白質：19g　● 鹽分：0.1g
● 脂肪：10.6g

進口牛肩
里肌肉(生)
100g

糖質 0.1g

240kcal

● 蛋白質：17.9g　● 鹽分：0.1g
● 脂肪：17.4g

進口肋眼
牛排(生)
100g

糖質 0.4g

231kcal

● 蛋白質：20.1g　● 鹽分：0.1g
● 脂肪：15.4g

進口沙朗
牛排(生)
100g

糖質 0.4g

298kcal

● 蛋白質：17.4g　● 鹽分：0.1g
● 脂肪：23.7g

進口牛五
花肉(生)
100g

糖質 0.2g

371kcal

● 蛋白質：14.4g　● 鹽分：0.1g
● 脂肪：32.9g

進口牛
腿肉(生)
100g

糖質 0.4g

165kcal

● 蛋白質：19.6g　● 鹽分：0.1g
● 脂肪：8.6g

牛絞肉(生)
50g

糖質 0.2g

136kcal

● 蛋白質：8.6g　● 鹽分：0.1g
● 脂肪：10.6g

牛舌(生)
1片 20g
糖質 0 g
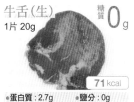
71 kcal
● 蛋白質：2.7g ● 鹽分：0g
● 脂肪：6.4g

牛肝(生)
40g
糖質 1.5 g
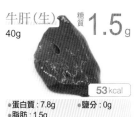
53 kcal
● 蛋白質：7.8g ● 鹽分：0g
● 脂肪：1.5g

烤牛肉
70g
糖質 0.6 g
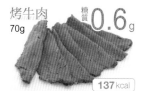
137 kcal
● 蛋白質：15.2g ● 鹽分：0.6g
● 脂肪：8.2g

牛肉乾
1片 5g
糖質 0.3 g
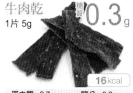
16 kcal
● 蛋白質：2.7g ● 鹽分：0.2g
● 脂肪：0.4g

煙燻舌肉
1片 10g
糖質 0.1 g
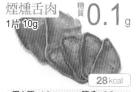
28 kcal
● 蛋白質：1.8g ● 鹽分：0.2g
● 脂肪：2.3g

鯨魚瘦肉
(生)
100g
糖質 0.2 g
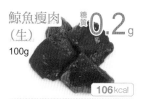
106 kcal
● 蛋白質：24.1g ● 鹽分：0.2g
● 脂肪：0.4g

鯨魚尾鰭肉
100g
糖質 0 g
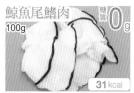
31 kcal
● 蛋白質：5.3g ● 鹽分：0g
● 脂肪：0.9g

豬肩肉(生)
100g
糖質 0.2 g
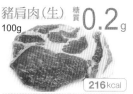
216 kcal
● 蛋白質：18.5g ● 鹽分：0.1g
● 脂肪：14.6g

海鮮類・肉類

49

豬肩里肌肉（生）
100g

糖質 **0.1** g

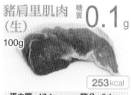

253 kcal

- 蛋白質：17.1g
- 脂肪：19.2g
- 鹽分：0.1g

豬里肌肉（生）
100g

糖質 **0.1** g

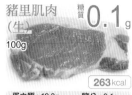

263 kcal

- 蛋白質：19.3g
- 脂肪：19.2g
- 鹽分：0.1g

豬五花肉（生）
100g

糖質 **0.1** g

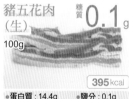

395 kcal

- 蛋白質：14.4g
- 脂肪：35.4g
- 鹽分：0.1g

豬外腿肉（生）
100g

糖質 **0.2** g

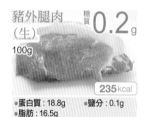

235 kcal

- 蛋白質：18.8g
- 脂肪：16.5g
- 鹽分：0.1g

菲力豬排（生）
100g

糖質 **0.3** g

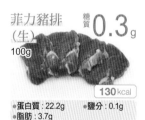

130 kcal

- 蛋白質：22.2g
- 脂肪：3.7g
- 鹽分：0.1g

豬絞肉（生）
50g

糖質 **0.1** g

118 kcal

- 蛋白質：8.9g
- 脂肪：8.6g
- 鹽分：0.1g

豬肝(生)
40g

糖質 **1** g

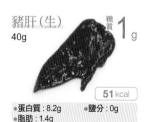

51 kcal

- 蛋白質：8.2g
- 脂肪：1.4g
- 鹽分：0g

去骨豬火腿片
1片 20g

糖質 **0.4** g

24 kcal

- 蛋白質：3.7g
- 脂肪：0.8g
- 鹽分：0.6g

里肌火腿片 糖質 0.3 g
1片 20g
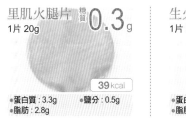
39 kcal
●蛋白質：3.3g ●鹽分：0.5g
●脂肪：2.8g

生火腿 糖質 0 g
1片 5g
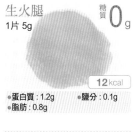
12 kcal
●蛋白質：1.2g ●鹽分：0.1g
●脂肪：0.8g

培根 糖質 0.1 g
1片 20g
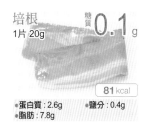
81 kcal
●蛋白質：2.6g ●鹽分：0.4g
●脂肪：7.8g

維也納香腸 糖質 0.6 g
1條 20g
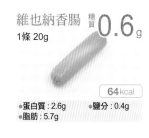
64 kcal
●蛋白質：2.6g ●鹽分：0.4g
●脂肪：5.7g

法蘭克福 糖質 3.1 g
香腸
1條 50g
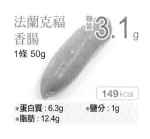
149 kcal
●蛋白質：6.3g ●鹽分：1g
●脂肪：12.4g

波隆那香腸 糖質 0.6 g
1片 20g
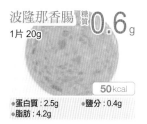
50 kcal
●蛋白質：2.5g ●鹽分：0.4g
●脂肪：4.2g

生香腸 糖質 0.2 g
1根 30g
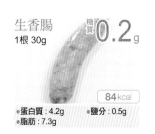
84 kcal
●蛋白質：4.2g ●鹽分：0.5g
●脂肪：7.3g

叉燒 糖質 1 g
1片 20g
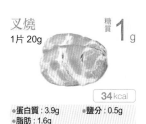
34 kcal
●蛋白質：3.9g ●鹽分：0.5g
●脂肪：1.6g

鴨肉(生)
100g
糖質 0.1 g

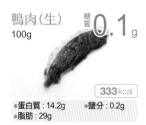

333 kcal
●蛋白質：14.2g ●鹽分：0.2g
●脂肪：29g

雞翅(生)
1支 35g
糖質 0 g

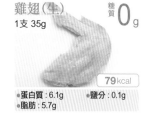

79 kcal
●蛋白質：6.1g ●鹽分：0.1g
●脂肪：5.7g

雞胸肉(生)
1片 200g
糖質 0.2 g

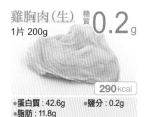

290 kcal
●蛋白質：42.6g ●鹽分：0.2g
●脂肪：11.8g

雞胸肉
(去皮・生)
1片 200g
糖質 0.2 g

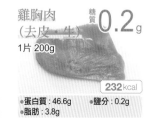

232 kcal
●蛋白質：46.6g ●鹽分：0.2g
●脂肪：3.8g

雞腿肉(生)
1片 200g
糖質 0 g

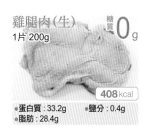

408 kcal
●蛋白質：33.2g ●鹽分：0.4g
●脂肪：28.4g

雞腿肉
(去皮・生)
1片 200g
糖質 0 g

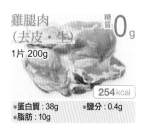

254 kcal
●蛋白質：38g ●鹽分：0.4g
●脂肪：10g

雞柳(生)
1片 40g
糖質 0 g

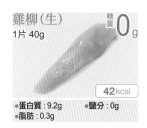

42 kcal
●蛋白質：9.2g ●鹽分：0g
●脂肪：0.3g

雞絞肉(生)
50g
糖質 0 g

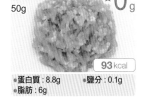

93 kcal
●蛋白質：8.8g ●鹽分：0.1g
●脂肪：6g

雞肝（生）
40g
糖質 **0.2** g

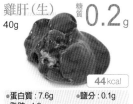

44 kcal

● 蛋白質：7.6g
● 脂肪：1.2g
● 鹽分：0.1g

雞胗（生）
20g
糖質 **0** g

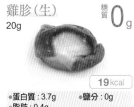

19 kcal

● 蛋白質：3.7g
● 脂肪：0.4g
● 鹽分：0g

雞胸皮（生）
50g
糖質 **0** g

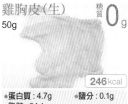

246 kcal

● 蛋白質：4.7g
● 脂肪：24.1g
● 鹽分：0.1g

雞軟骨（生）
10g
糖質 **0** g

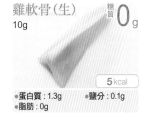

5 kcal

● 蛋白質：1.3g
● 脂肪：0g
● 鹽分：0.1g

肥肝（生）
50g
糖質 **0.8** g

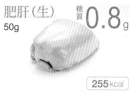

255 kcal

● 蛋白質：4.2g
● 脂肪：25g
● 鹽分：0.1g

豬肝醬
1大匙 15g
糖質 **0.5** g

57 kcal

● 蛋白質：1.9g
● 脂肪：5.2g
● 鹽分：0.3g

海鮮類・肉類

來檢查一下自己的飲食是否均衡吧！

為了幫助重新調整飲食，認識現在的飲食習慣十分重要。
請填寫以下表格 (也可影印此頁)，並嘗試記錄吧。

體重和體脂肪率
固定在每天起床或洗澡時測量體重。
將用公克來記錄體重就會感受到明顯地變化。

飲食內容
請將 1 日 3 餐中所吃的食物打勾。
並記錄點心、零食 (糖果糕點)、酒精等是在什麼時候食 (飲) 用以及分量多少。

留心1日3餐的飲食均衡！

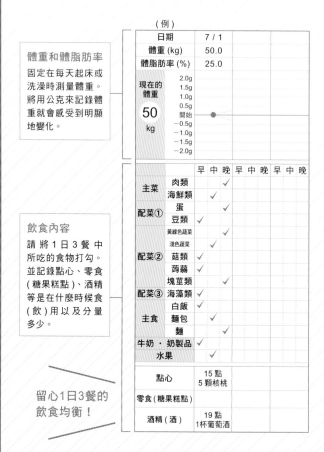

(例)

日期	7 / 1		
體重 (kg)	50.0		
體脂肪率 (%)	25.0		

現在的體重 **50** kg

		2.0g
		1.5g
		1.0g
		0.5g
		開始 ●————
		−0.5g
		−1.0g
		−1.5g
		−2.0g

		早	中	晚	早	中	晚	早	中	晚
主菜	肉類			✓						
	海鮮類	✓								
配菜①	蛋			✓						
	豆類	✓								
配菜②	黃綠色蔬菜			✓						
	淺色蔬菜		✓							
	菇類	✓								
	蒟蒻	✓								
配菜③	塊莖類			✓						
	海藻類	✓								
主食	白飯		✓							
	麵包	✓								
	麵			✓						
牛奶・奶製品		✓								
水果			✓							

點心	15 點 5 顆核桃		
零食 (糖果糕點)			
酒精 (酒)	19 點 1 杯葡萄酒		

試著每天記錄，就會對自身身體的變化產生自覺。
以記錄結果為基礎，找出需要改善的飲食習慣吧。

Part

2

蔬菜類・菇類・堅果類・水果類・塊莖類

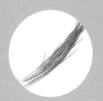

蔬菜類 ▶ P.56

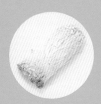

菇類 ▶ P.67

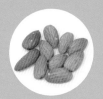

堅果類 ▶ P.69

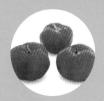

水果類 ▶ P.71

塊莖類 ▶ P.78

蔬菜類

細香蔥(生)
糖質 **0.3**g
5根 15g
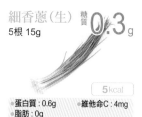
5 kcal
● 蛋白質：0.6g　　● 維他命C：4mg
● 脂肪：0g

明日葉(生)
糖質 **0.8**g
70g
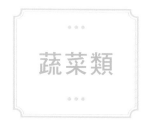
23 kcal
● 蛋白質：2.3g　　● 維他命C：29mg
● 脂肪：0.1g

蘆筍(生)
糖質 **0.3**g
1根 15g
3 kcal
● 蛋白質：0.4g　　● 維他命C：2mg
● 脂肪：0g

四季豆(生)
糖質 **0.3**g
1根 10g
2 kcal
● 蛋白質：0.2g　　● 維他命C：1mg
● 脂肪：0g

土當歸(生)
糖質 **1.7**g
60g
11 kcal
● 蛋白質：0.5g　　● 維他命C：2mg
● 脂肪：0.1g

山當歸(生)
糖質 **1.5**g
60g
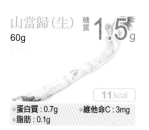
11 kcal
● 蛋白質：0.7g　　維他命C：3mg
● 脂肪：0.1g

毛豆(生)
糖質 **1.1**g
30g
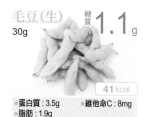
41 kcal
● 蛋白質：3.5g　　維他命C：8mg
● 脂肪：1.9g

蜜糖豆(生)

糖質 **0.7** g

1條 10g

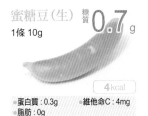

4 kcal

- 蛋白質：0.3g
- 脂肪：0g
- 維他命C：4mg

青豆(生)

糖質 **0.8** g

1大匙 10g

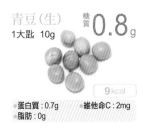

9 kcal

- 蛋白質：0.7g
- 脂肪：0g
- 維他命C：2mg

無翅豬毛菜(生)

糖質 **0.6** g

70g

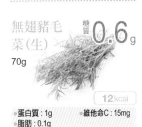

12 kcal

- 蛋白質：1g
- 脂肪：0.1g
- 維他命C：15mg

秋葵(生)

糖質 **0.2** g

1根 10g

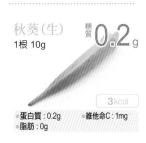

3 kcal

- 蛋白質：0.2g
- 脂肪：0g
- 維他命C：1mg

蕪菁葉(生)

糖質 **0.1** g

1把 10g

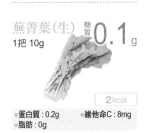

2 kcal

- 蛋白質：0.2g
- 脂肪：0g
- 維他命C：8mg

蕪菁根(生)

糖質 **2.6** g

1顆 75g

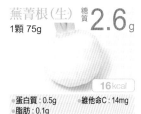

16 kcal

- 蛋白質：0.5g
- 脂肪：0.1g
- 維他命C：14mg

南瓜(生)

糖質 **34.2** g

1/8個 200g

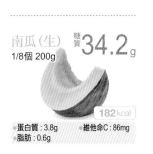

182 kcal

- 蛋白質：3.8g
- 脂肪：0.6g
- 維他命C：86mg

白花椰(生)

糖質 **6.9** g

1顆 300g

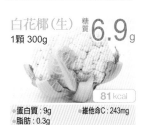

81 kcal

- 蛋白質：9g
- 脂肪：0.3g
- 維他命C：243mg

瓠瓜(乾)
15g

糖質 **5.7** g

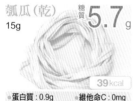

39 kcal

● 蛋白質：0.9g　　●維他命C：0mg
● 脂肪：0g

高麗菜(生)
1片 70g

糖質 **2.4** g

16 kcal

● 蛋白質：0.9g　　●維他命C：29mg
● 脂肪：0.1g

紫甘藍(生)
1/4個 150g

糖質 **5.9** g

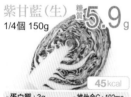

45 kcal

● 蛋白質：3g　　●維他命C：102mg
● 脂肪：0.2g

小黃瓜(生)
1根 100g

糖質 **1.9** g

14 kcal

● 蛋白質：1g　　●維他命C：14mg
● 脂肪：0.1g

西洋菜(生)
1根 5g

糖質 **0** g

1 kcal

● 蛋白質：0.1g　　●維他命C：1mg
● 脂肪：0g

慈姑(生)
1顆 10g

糖質 **2.4** g

13 kcal

● 蛋白質：0.6g　　●維他命C：0mg
● 脂肪：0g

羽衣甘藍(生)
1片 100g

糖質 **1.9** g

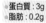

28 kcal

● 蛋白質：2.1g　　●維他命C：81mg
● 脂肪：0.4g

牛蒡(生)
1根 170g

糖質 **16.5** g

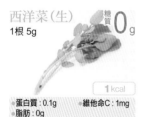

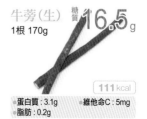

111 kcal

● 蛋白質：3.1g　　●維他命C：5mg
● 脂肪：0.2g

小松菜
(生)
糖質 **0.2** g

1把 40g

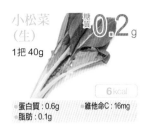

6 kcal

- 蛋白質：0.6g
- 脂肪：0.1g
- 維他命C：16mg

獅子唐青
椒仔(生)
糖質 **0.1** g

1顆 5g

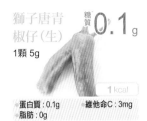

1 kcal

- 蛋白質：0.1g
- 脂肪：0g
- 維他命C：3mg

紫蘇(生)
糖質 **0** g

1片 1g

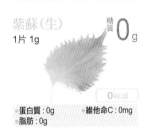

0 kcal

- 蛋白質：0g
- 脂肪：0g
- 維他命C：0mg

紫蘇果實(生)
糖質 **0** g

1g

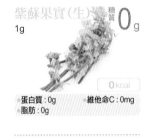

0 kcal

- 蛋白質：0g
- 脂肪：0g
- 維他命C：0mg

茼蒿(生)
糖質 **0.1** g

1把 20g

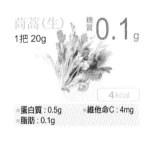

4 kcal

- 蛋白質：0.5g
- 脂肪：0.1g
- 維他命C：4mg

生薑苗(生)
糖質 **0** g

1根 5g

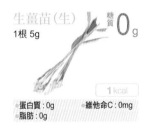

1 kcal

- 蛋白質：0g
- 脂肪：0g
- 維他命C：0mg

薑(生)
糖質 **0.9** g

1塊 20g

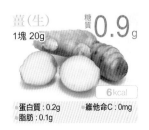

6 kcal

- 蛋白質：0.2g
- 脂肪：0.1g
- 維他命C：0mg

白瓜(生)
糖質 **3.2** g

1條 150g

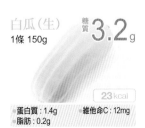

23 kcal

- 蛋白質：1.4g
- 脂肪：0.2g
- 維他命C：12mg

櫛瓜（生）
1條 200g

糖質 **3** g

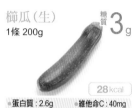

28 kcal

- 蛋白質：2.6g
- 脂肪：0.2g
- 維他命C：40mg

芹菜（生）
1把 120g

糖質 **1** g

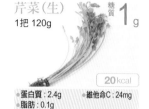

20 kcal

- 蛋白質：2.4g
- 脂肪：0.1g
- 維他命C：24mg

西洋芹（生）
1根 85g

糖質 **1.8** g

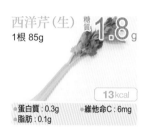

13 kcal

- 蛋白質：0.3g
- 脂肪：0.1g
- 維他命C：6mg

紫萁乾（汆燙）
60g

糖質 **1** g

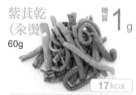

17 kcal

- 蛋白質：1g
- 脂肪：0.1g
- 維他命C：0mg

蠶豆（生）
5顆 25g

糖質 **3.2** g

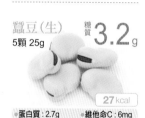

27 kcal

- 蛋白質：2.7g
- 脂肪：0.1g
- 維他命C：6mg

塌棵菜（生）
200g

糖質 **0.6** g

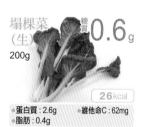

26 kcal

- 蛋白質：2.6g
- 脂肪：0.4g
- 維他命C：62mg

蘿蔔苗（生）
1袋 80g

糖質 **1.1** g

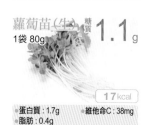

17 kcal

- 蛋白質：1.7g
- 脂肪：0.4g
- 維他命C：38mg

蘿蔔葉（生）
葉莖1條 10g

糖質 **0.1** g

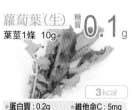

3 kcal

- 蛋白質：0.2g
- 脂肪：0g
- 維他命C：5mg

白蘿蔔
(生)
糖質 **23.8** g
1條 850g

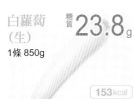

| 153kcal |

- 蛋白質：3.4g
- 脂肪：0.9g
- 維他命C：94mg

蘿蔔乾絲
25g
糖質 **12.1** g

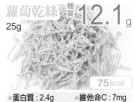

| 75kcal |

- 蛋白質：2.4g
- 脂肪：0.2g
- 維他命C：7mg

竹筍(生)
1顆 800g
糖質 **12** g

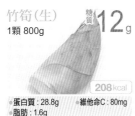

| 208kcal |

- 蛋白質：28.8g
- 脂肪：1.6g
- 維他命C：80mg

竹筍(氽燙)
150g
糖質 **3.3** g

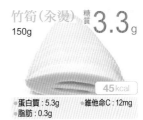

| 45kcal |

- 蛋白質：5.3g
- 脂肪：0.3g
- 維他命C：12mg

筍乾
10g
糖質 **0** g

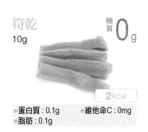

| 2kcal |

- 蛋白質：0.1g
- 脂肪：0.1g
- 維他命C：0mg

洋蔥(生)
1/2個 100g
糖質 **7.2** g

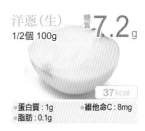

| 37kcal |

- 蛋白質：1g
- 脂肪：0.1g
- 維他命C：8mg

紅蔥頭(生)
1/2個 100g
糖質 **7.3** g

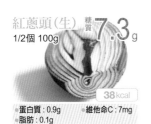

| 38kcal |

- 蛋白質：0.9g
- 脂肪：0.1g
- 維他命C：7mg

楤木芽(生)
3個 20g
糖質 **0** g

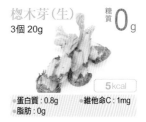

| 5kcal |

- 蛋白質：0.8g
- 脂肪：0g
- 維他命C：1mg

菊苣(生)　糖質 **0.3** g
1片 10g
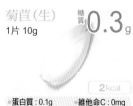
2 kcal
蛋白質:0.1g　維他命C:0mg
脂肪:0g

青江菜(生)　糖質 **0.8** g
1把 100g
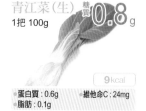
9 kcal
蛋白質:0.6g　維他命C:24mg
脂肪:0.1g

番杏(生)　糖質 **0.1** g
10g
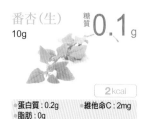
2 kcal
蛋白質:0.2g　維他命C:2mg
脂肪:0g

皇宮菜(生)　糖質 **0.2** g
50g
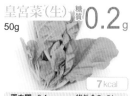
7 kcal
蛋白質:0.4g　維他命C:21mg
脂肪:0.1g

辣椒(乾)　糖質 **0.1** g
1條 1g
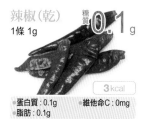
3 kcal
蛋白質:0.1g　維他命C:0mg
脂肪:0.1g

冬瓜(生)　糖質 **50** g
1顆 2kg
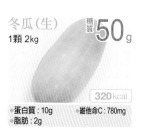
320 kcal
蛋白質:10g　維他命C:780mg
脂肪:2g

番茄(生)　糖質 **6.3** g
1顆 170g
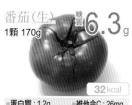
32 kcal
蛋白質:1.2g　維他命C:26mg
脂肪:0.2g

小番茄(生)　糖質 **1.2** g
2顆 20g
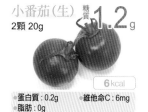
6 kcal
蛋白質:0.2g　維他命C:6mg
脂肪:0g

茄子(生)　　　糖質 **2.6**g
1條 90g

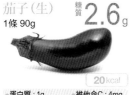

20kcal

● 蛋白質：1g　　● 維他命C：4mg
● 脂肪：0.1g

美國茄子
(生)　　　糖質 **5.1**g
1顆 175g

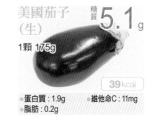

39kcal

● 蛋白質：1.9g　　● 維他命C：11mg
● 脂肪：0.2g

苦瓜(生)　　　糖質 **1.4**g
1條 110g

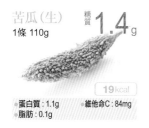

19kcal

● 蛋白質：1.1g　　● 維他命C：84mg
● 脂肪：0.1g

韭菜(生)　　　糖質 **1.3**g
1把 100g

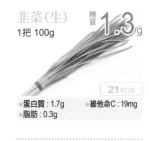

21kcal

● 蛋白質：1.7g　　● 維他命C：19mg
● 脂肪：0.3g

紅蘿蔔(生)　　糖質 **9.5**g
1根 150g

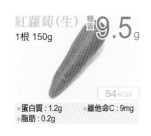

54kcal

● 蛋白質：1.2g　　● 維他命C：9mg
● 脂肪：0.2g

蔥白・大蔥
(生)　　　糖質 **2.3**g
40g

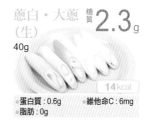

14kcal

● 蛋白質：0.6g　　● 維他命C：6mg
● 脂肪：0g

青蔥(生)　　　糖質 **0.1**g
1大匙　5g

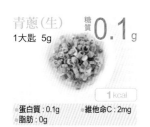

1kcal

● 蛋白質：0.1g　　● 維他命C：2mg
● 脂肪：0g

白菜(生)　　　糖質 **8.9**g
1/4個 470g

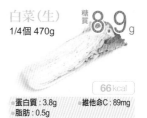

66kcal

● 蛋白質：3.8g　　● 維他命C：89mg
● 脂肪：0.5g

羅勒(生)
3g

糖質 0 g

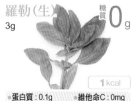

1 kcal

● 蛋白質：0.1g　● 維他命C：0mg
● 脂肪：0g

巴西里(生)
5g

糖質 0.1 g

2 kcal

● 蛋白質：0.2g　● 維他命C：6mg
● 脂肪：0g

櫻桃蘿蔔
(生)
10g

糖質 0.2 g

2 kcal

● 蛋白質：0.1g　● 維他命C：2mg
● 脂肪：0g

青椒(生)
1/2個 12g

糖質 0.3 g

3 kcal

● 蛋白質：0.1g　● 維他命C：9mg
● 脂肪：0g

紅椒(生)
1/2個 65g

糖質 3.6 g

20 kcal

● 蛋白質：0.7g　● 維他命C：111mg
● 脂肪：0.1g

黃椒(生)
1/2個 65g

糖質 3.4 g

18 kcal

● 蛋白質：0.5g　● 維他命C：98mg
● 脂肪：0.1g

蜂斗菜(生)
10g

糖質 0.2 g

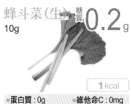

1 kcal

● 蛋白質：0g　● 維他命C：0mg
● 脂肪：0g

蜂斗菜花苞
(生)
1個 15g

糖質 0.5 g

6 kcal

● 蛋白質：0.4g　● 維他命C：2mg
● 脂肪：0g

青花菜(生)　糖質 **0.2** g
30g

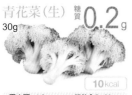

| 10 kcal |

- 蛋白質：1.3g　　● 維他命C：36mg
- 脂肪：0.2g

菠菜(生)　糖質 **0.1** g
1株 30g

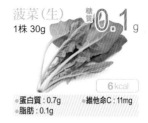

| 6 kcal |

- 蛋白質：0.7g　　● 維他命C：11mg
- 脂肪：0.1g

去根鴨兒芹
(生)　糖質 **0.6** g
1把 40g

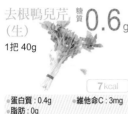

| 7 kcal |

- 蛋白質：0.4g　　● 維他命C：3mg
- 脂肪：0g

水耕鴨兒芹
(生)　糖質 **0.2** g
1把 40g

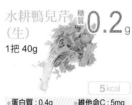

| 5 kcal |

- 蛋白質：0.4g　　● 維他命C：5mg
- 脂肪：0g

蘘荷・日
本薑(生)　糖質 **0.1** g
1個 10g

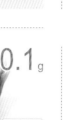

| 1 kcal |

- 蛋白質：0.1g　　● 維他命C：0mg
- 脂肪：0g

抱子甘藍(生)　糖質 **2** g
3顆 45g

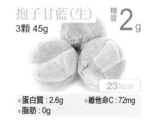

| 23 kcal |

- 蛋白質：2.6g　　● 維他命C：72mg
- 脂肪：0g

苜蓿芽(生)　糖質 **0.2** g
30g

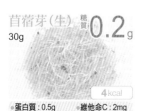

| 4 kcal |

- 蛋白質：0.5g　　● 維他命C：2mg
- 脂肪：0g

黃豆芽(生)　糖質 **0** g
1袋 200g

| 74 kcal |

- 蛋白質：7.4g　　● 維他命C：10mg
- 脂肪：3g

綠豆芽(生) 糖質 **2.6**g
1袋 200g
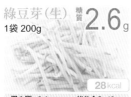
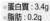
28 kcal
- 蛋白質：3.4g
- 脂肪：0.2g
- 維他命C：16mg

豆苗(生) 糖質 **0.7**g
1包 100g
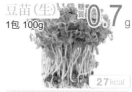
27 kcal
- 蛋白質：3.8g
- 脂肪：0.4g
- 維他命C：79mg

黃麻葉(生) 糖質 **0.1**g
1根 30g
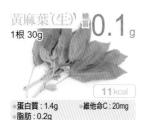
11 kcal
- 蛋白質：1.4g
- 脂肪：0.2g
- 維他命C：20mg

魁蒿(生) 糖質 **0**g
1條 5g
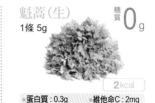
2 kcal
- 蛋白質：0.3g
- 脂肪：0g
- 維他命C：2mg

玉米(生) 糖質 **24.2**g
1根 175g
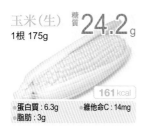
161 kcal
- 蛋白質：6.3g
- 脂肪：3g
- 維他命C：14mg

薤菜(生) 糖質 **2.2**g
3顆 25g
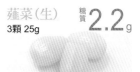
30 kcal
- 蛋白質：0.4g
- 脂肪：0.1g
- 維他命C：6mg

火蔥(生) 糖質 **1.9**g
3棵 30g
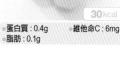
23 kcal
- 蛋白質：0.7g
- 脂肪：0.1g
- 維他命C：6mg

萵苣(生) 糖質 **5.1**g
1顆 300g
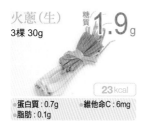
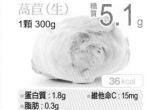
36 kcal
- 蛋白質：1.8g
- 脂肪：0.3g
- 維他命C：15mg

花葉生菜(生)
糖質 **0** g
1片 5g

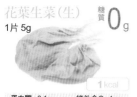

1 kcal

蛋白質：0.1g　維他命C：1mg
脂肪：0g

紅葉萵苣(生)
糖質 **0.2** g
1片 20g

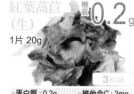

3 kcal

蛋白質：0.2g　維他命C：3mg
脂肪：0g

蓮藕(生)
糖質 **2.7** g
2片 20g

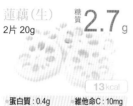

13 kcal

蛋白質：0.4g　維他命C：10mg
脂肪：0g

分蔥(生)
糖質 **0.9** g
1根 20g

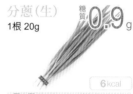

6 kcal

蛋白質：0.3g　維他命C：7mg
脂肪：0g

山葵(生)
糖質 **7** g
1根 50g

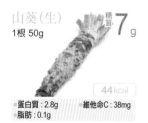

44 kcal

蛋白質：2.8g　維他命C：38mg
脂肪：0.1g

蕨菜(汆燙)
糖質 **0** g
1根 12g

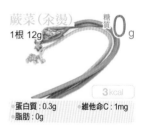

3 kcal

蛋白質：0.3g　維他命C：1mg
脂肪：0g

菇類

金針菇(生)
糖質 **3.7** g
1袋 100g

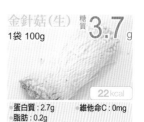

22 kcal

蛋白質：2.7g　維他命C：0mg
脂肪：0.2g

黑木耳(乾)

1朵 1g

糖質 **0.1**g

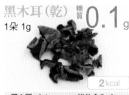

2 kcal

● 蛋白質：0.1g ● 維他命C：0mg
● 脂肪：0g

香菇(生)

1朵 15g

糖質 **0.2**g

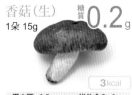

3 kcal

● 蛋白質：0.5g ● 維他命C：0mg
● 脂肪：0g

香菇(乾)

1朵 4g

糖質 **0.9**g

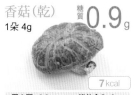

7 kcal

● 蛋白質：0.8g ● 維他命C：0mg
● 脂肪：0.1g

鴻喜菇(生)

1袋 100g

糖質 **1.3**g

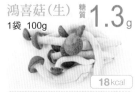

18 kcal

● 蛋白質：2.7g ● 維他命C：0mg
● 脂肪：0.6g

占地菇(生)

1袋 100g

糖質 **0.9**g

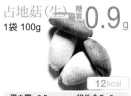

12 kcal

● 蛋白質：2.5g ● 維他命C：0mg
● 脂肪：0.4g

滑菇(生)

1袋 100g

糖質 **1.9**g

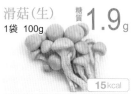

15 kcal

● 蛋白質：1.7g ● 維他命C：0mg
● 脂肪：0.2g

杏鮑菇(生)

1個 40g

糖質 **1**g

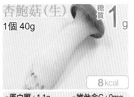

8 kcal

● 蛋白質：1.1g ● 維他命C：0mg
● 脂肪：0.2g

舞菇(生)

1袋 100g

糖質 **0.9**g

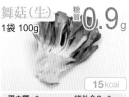

15 kcal

● 蛋白質：2g ● 維他命C：0mg
● 脂肪：0.5g

洋菇(生) 糖質 **0** g
1朵 10g

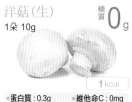

1 kcal

● 蛋白質：0.3g　　● 維他命C：0mg
● 脂肪：0g

松茸(生) 糖質 **1.1** g
1朵 30g

7 kcal

● 蛋白質：0.6g　　● 維他命C：0mg
● 脂肪：0.2g

● ● ●

堅果類

● ● ●

杏仁(乾) 糖質 **1.6** g
10粒 15g

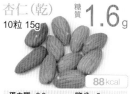

88 kcal

● 蛋白質：2.9g　　● 鹽分：0g
● 脂肪：7.8g

炒杏仁 糖質 **1.6** g
(已調味)
10粒 15g

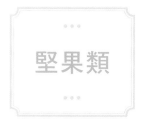

91 kcal

● 蛋白質：2.9g　　● 鹽分：0g
● 脂肪：8g

炒腰果(已調味) 糖質 **2** g
5粒 10g

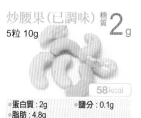

58 kcal

● 蛋白質：2g　　● 鹽分：0.1g
● 脂肪：4.8g

炒南瓜籽 糖質 **0.3** g
(已調味)
1大匙 7g

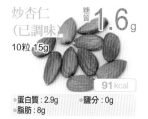

40 kcal

● 蛋白質：1.9g　　● 鹽分：0g
● 脂肪：3.6g

銀杏(生) 糖質 **1.7** g
3粒 5g

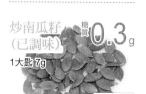

9 kcal

● 蛋白質：0.2g　　● 鹽分：0g
● 脂肪：0.1g

日本栗(生)
中型1顆 15g

糖質 **4.9** g

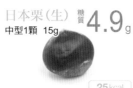

25 kcal

- 蛋白質：0.4g
- 脂肪：0.1g
- 鹽分：0g

中國栗
(甜栗)
1顆 7g

糖質 **2.8** g

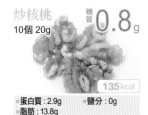

16 kcal

- 蛋白質：0.3g
- 脂肪：0.1g
- 鹽分：0g

炒核桃
10個 20g

糖質 **0.8** g

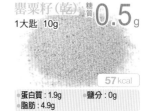

135 kcal

- 蛋白質：2.9g
- 脂肪：13.8g
- 鹽分：0g

罌粟籽(乾)
1大匙 10g

糖質 **0.5** g

57 kcal

- 蛋白質：1.9g
- 脂肪：4.9g
- 鹽分：0g

椰子粉
10g

糖質 **1** g

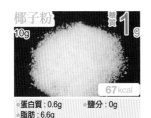

67 kcal

- 蛋白質：0.6g
- 脂肪：6.6g
- 鹽分：0g

芝麻(乾)
1大匙 9g

糖質 **0.7** g

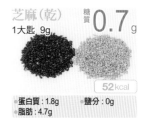

52 kcal

- 蛋白質：1.8g
- 脂肪：4.7g
- 鹽分：0g

炒芝麻
1大匙 15g

糖質 **0.9** g

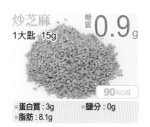

90 kcal

- 蛋白質：3g
- 脂肪：8.1g
- 鹽分：0g

炒開心果
(已調味)
10顆 8g

糖質 **0.9** g

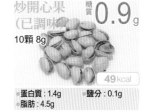

49 kcal

- 蛋白質：1.4g
- 脂肪：4.5g
- 鹽分：0.1g

炒榛果
（已調味）
糖質 **0.5**g
5顆 7.5g

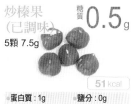

`51 kcal`

・蛋白質：1g ・鹽分：0g
・脂肪：5.2g

炒澳洲胡
桃（已調味）
糖質 **1.2**g
10顆 20g

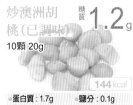

`144 kcal`

・蛋白質：1.7g ・鹽分：0.1g
・脂肪：15.3g

落花生（乾）
糖質 **1.7**g
10個 15g

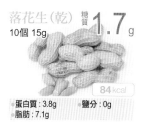

`84 kcal`

・蛋白質：3.8g ・鹽分：0g
・脂肪：7.1g

花生
糖質 **0.9**g
10顆 8g

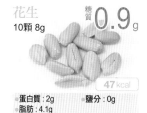

`47 kcal`

・蛋白質：2g ・鹽分：0g
・脂肪：4.1g

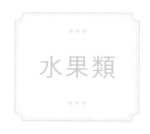

。。。

水果類

。。。

西印度櫻桃
（生）
糖質 **2.1**g
3顆 30g

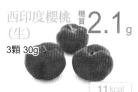

`11 kcal`

・蛋白質：0.2g ・維他命C：510mg
・脂肪：0g

酪梨（生）
糖質 **0.6**g
1/2個 70g

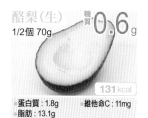

`131 kcal`

・蛋白質：1.8g ・維他命C：11mg
・脂肪：13.1g

杏桃（生）
糖質 **2.4**g
1顆 35g

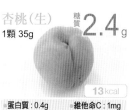

`13 kcal`

・蛋白質：0.4g ・維他命C：1mg
・脂肪：0.1g

草莓(生)
3顆 45g
糖質 **3.2** g

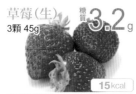

15 kcal

● 蛋白質：0.4g　　● 維他命C：28mg
● 脂肪：0g

無花果(生)
1/2個 40g
糖質 **5** g

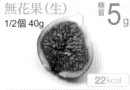

22 kcal

● 蛋白質：0.2g　　● 維他命C：1mg
● 脂肪：0g

無花果
(乾)
3個 30g
糖質 **19.4** g

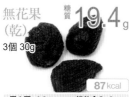

87 kcal

● 蛋白質：0.9g　　● 維他命C：0mg
● 脂肪：0.3g

伊予柑
(生)
1顆 150g
糖質 **16.1** g

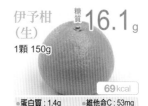

69 kcal

● 蛋白質：1.4g　　● 維他命C：53mg
● 脂肪：0.2g

溫州蜜柑
(生)
1顆 80g
糖質 **8.8** g

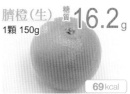

37 kcal

● 蛋白質：0.6g　　● 維他命C：26mg
● 脂肪：0.1g

臍橙(生)
1顆 150g
糖質 **16.2** g

69 kcal

● 蛋白質：1.4g　　● 維他命C：90mg
● 脂肪：0.2g

香丁(生)
1顆 120g
糖質 **10.8** g

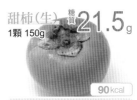

47 kcal

● 蛋白質：1.2g　　● 維他命C：48mg
● 脂肪：0.1g

甜柿(生)
1顆 150g
糖質 **21.5** g

90 kcal

● 蛋白質：0.6g　　● 維他命C：105mg
● 脂肪：0.3g

柿餅 ·糖質 **17.2** g
1個 30g

83 kcal

● 蛋白質：0.5g　　● 維他命C：1mg
● 脂肪：0.5g

臭橙(果汁) ·糖質 **0.4** g
1小匙 5g

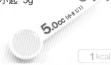

1 kcal

● 蛋白質：0g　　● 維他命C：2mg
● 脂肪：0g

木瓜(生) ·糖質 **28.2** g
1顆 300g

204 kcal

● 蛋白質：1.2g　　● 維他命C：75mg
● 脂肪：0.3g

奇異果(生) ·糖質 **9.4** g
1顆 85g

45 kcal

● 蛋白質：0.9g　　● 維他命C：59mg
● 脂肪：0.1g

金桔(生) ·糖質 **2.3** g
1顆 18g

13 kcal

● 蛋白質：0.1g　　● 維他命C：9mg
● 脂肪：0.1g

葡萄柚(生) ·糖質 **22.5** g
1顆 250g

95 kcal

● 蛋白質：2.3g　　● 維他命C：90mg
● 脂肪：0.3g

日產櫻桃(生) ·糖質 **3.5** g
5粒 25g

15 kcal

● 蛋白質：0.3g　　● 維他命C：3mg
● 脂肪：0.1g

美國產櫻桃(生) ·糖質 **10.2** g
5粒 65g

43 kcal

● 蛋白質：0.8g　　● 維他命C：6mg
● 脂肪：0.1g

石榴(生) 糖質 **15.5** g
1顆 100g

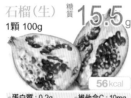

56 kcal

- 蛋白質：0.2g　● 維他命C：10mg
- 脂肪：0g

香檬(果汁) 糖質 **1.1** g
1大匙 15g

15cc (大さじ1)

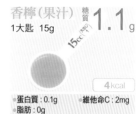

4 kcal

- 蛋白質：0.1g　● 維他命C：2mg
- 脂肪：0g

西瓜(生) 糖質 **13.8** g
1片 150g

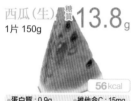

56 kcal

- 蛋白質：0.9g　● 維他命C：15mg
- 脂肪：0.2g

酢橘(生) 糖質 **0.6** g
10g

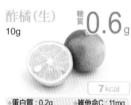

7 kcal

- 蛋白質：0.2g　● 維他命C：11mg
- 脂肪：0g

酢橘(果汁) 糖質 **0.3** g
1小匙 5g

5.0cc (小さじ1)

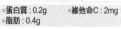

1 kcal

- 蛋白質：0g　● 維他命C：2mg
- 脂肪：0g

日本李(生) 糖質 **3.1** g
1顆 40g

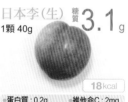

18 kcal

- 蛋白質：0.2g　● 維他命C：2mg
- 脂肪：0.4g

西梅(生) 糖質 **16.1** g
2顆 150g

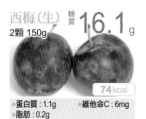

74 kcal

- 蛋白質：1.1g　● 維他命C：6mg
- 脂肪：0.2g

西梅(乾) 糖質 **5.5** g
1個 10g

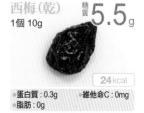

24 kcal

- 蛋白質：0.3g　● 維他命C：0mg
- 脂肪：0g

日本梨(生)
1顆 250g
糖質 **26** g

108 kcal

蛋白質：0.8g　維他命C：8mg
脂肪：0.3g

西洋梨(生)
1顆 250g
糖質 **27.5** g

119 kcal

蛋白質：0.7g　維他命C：7mg
脂肪：0.2g

鳳梨(生)
1/8顆 70g
糖質 **8.3** g

36 kcal

蛋白質：0.4g　維他命C：19mg
脂肪：0.1g

八朔(生)
1顆 160g
糖質 **16** g

72 kcal

蛋白質：1.3g　維他命C：64mg
脂肪：0.2g

香蕉(生)
1根 100g
糖質 **21.4** g

86 kcal

蛋白質：1.1g　維他命C：16mg
脂肪：0.2g

香蕉(乾)
10片 20g
糖質 **14.3** g

60 kcal

蛋白質：0.8g　維他命C：0mg
脂肪：0.1g

熟番木瓜(生)
1/2個 130g
糖質 **9.5** g

49 kcal

蛋白質：0.7g　維他命C：65mg
脂肪：0.3g

枇杷(生)
1顆 35g
糖質 **3.2** g

14 kcal

蛋白質：0.1g　維他命C：2mg
脂肪：0g

葡萄(生)
1串 200g

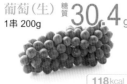

糖質 **30.4** g

118 kcal

●蛋白質：0.8g ●維他命C：4mg
●脂肪：0.2g

葡萄乾
1大匙 12g

糖質 **9.2** g

36 kcal

●蛋白質：0.3g ●維他命C：0mg
●脂肪：0g

藍莓(生)
10粒 30g

糖質 **2.9** g

15 kcal

●蛋白質：0.2g ●維他命C：3mg
●脂肪：0g

文旦(糖漬文旦)
20g

糖質 **16.6** g

69 kcal

●蛋白質：0g ●維他命C：0mg
●脂肪：0g

椪柑(生)
1顆 100g

糖質 **8.9** g

40 kcal

●蛋白質：0.9g ●維他命C：40mg
●脂肪：0.1g

芒果(生)
1/2顆 150g

糖質 **23.4** g

96 kcal

●蛋白質：0.9g ●維他命C：30mg
●脂肪：0.2g

山竹(生)
1顆 50g

糖質 **8.1** g

34 kcal

●蛋白質：0.3g ●維他命C：2mg
●脂肪：0.1g

哈密瓜(生)
1/8顆 90g

糖質 **8.8** g

38 kcal

●蛋白質：1g ●維他命C：16mg
●脂肪：0.1g

桃子(生) 糖質 **15.1**g
1顆 170g

68 kcal

● 蛋白質：1g　　　● 維他命C：14mg
● 脂肪：0.2g

柚子皮(生) 糖質 **1.8**g
25g

15 kcal

● 蛋白質：0.3g　　● 維他命C：40mg
● 脂肪：0.1g

柚子(果汁) 糖質 **0.3**g
1小匙 5g

5.0cc（小さじ1）

65 kcal

● 蛋白質：0g　　　● 維他命C：2mg
● 脂肪：0g

荔枝(生) 糖質 **3.1**g
1顆 20g

13 kcal

● 蛋白質：0.2g　　● 維他命C：7mg
● 脂肪：0g

覆盆子(生) 糖質 **1.7**g
10粒 30g

12 kcal

● 蛋白質：0.3g　　● 維他命C：7mg
● 脂肪：0g

蘋果(生) 糖質 **28.2**g
1顆 200g

114 kcal

● 蛋白質：0.2g　　● 維他命C：8mg
● 脂肪：0.4g

檸檬(果汁) 糖質 **0.4**g
1小匙 5g

5cc（小さじ1）

1 kcal

● 蛋白質：0g　　　● 維他命C：3mg
● 脂肪：0g

椰奶 糖質 **5.2**g
1杯 200g

300 kcal

● 蛋白質：3.8g　　● 維他命C：0mg
● 脂肪：32g

塊莖類

蒟蒻
1塊 250g
糖質 0.3 g
13kcal
蛋白質：0.3g　維他命C：0mg
脂肪：0g　GI值：24

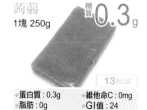

蒟蒻絲
1袋 200g
糖質 0.2 g
12kcal
蛋白質：0.4g　維他命C：0mg
脂肪：0g　GI值：23

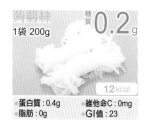

地瓜（生）
1條 270g
糖質 80.2 g
362kcal
蛋白質：3.2g　維他命C：78mg
脂肪：0.5g　GI值：55

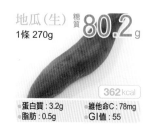

地瓜（蒸熟後切片風乾）
1片 25g
糖質 16.5 g
76kcal
蛋白質：0.8g　維他命C：2mg
脂肪：0.2g

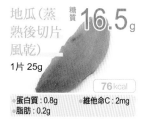

芋頭（生）
中型1顆 50g
糖質 5.4 g
29kcal
蛋白質：0.8g　維他命C：3mg
脂肪：0.1g　GI值：64

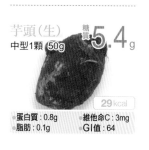

馬鈴薯（生）
1顆 100g
糖質 16.3 g
76kcal
蛋白質：1.6g　維他命C：35mg
脂肪：0.1g　GI值：90

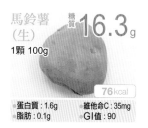

山藥（生）
100g
糖質 21.2 g
108kcal
蛋白質：4.5g　維他命C：7mg
脂肪：0.5g　GI值：65

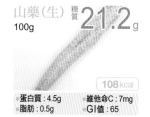

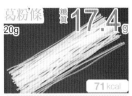

葛粉條
20g
糖質 **17.4** g
71 kcal
- 蛋白質：0g
- 脂肪：0g
- 維他命C：0mg

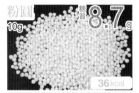

粉圓
10g
糖質 **8.7** g
36 kcal
- 蛋白質：0g
- 脂肪：0g
- 維他命C：0mg
- GI值：70

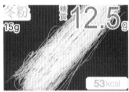

冬粉
15g
糖質 **12.5** g
53 kcal
- 蛋白質：0g
- 脂肪：0.1g
- 維他命C：0mg
- GI值：32

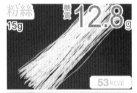

粉絲
15g
糖質 **12.8** g
53 kcal
- 蛋白質：0g
- 脂肪：0g
- 維他命C：0mg
- GI值：32

類·水果類·塊莖類
蔬菜類·菇類·堅果

靠RIZAP運動和飲食
可以改善血糖值!?

有效改善血糖數值與預防高血糖
經過12周血糖值(空腹時)-13.6%

　糖質不僅會致胖,也是讓身體受損的原因之一。有許多人平時就注重飲食保養,但為什麼仍難以改善呢?

　實驗開始前,我們分別為19名受試者抽血。經過8周或12周課程後再抽血並測量血糖值(空腹時),發現平均血糖值獲得了大幅度地改善。這種效果只有在教練指導與飲食並行的RIZAP健身中心才能達成,單純只注意日常飲食很難有這麼明顯的成果。

因RIZAP運動與飲食而產生的血糖值變化

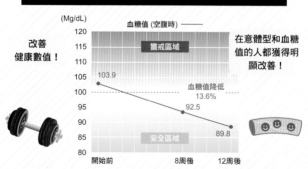

改善
健康數值!

(Mg/dL)

血糖值 (空腹時) ——

警戒區域

103.9

血糖值降低
13.6%

92.5

89.8

安全區域

開始前　　　8周後　　　12周後

在意體型和血糖值的人都獲得明顯改善!

n=19 測得數據為平均值±標準差　受試者身高為157~181cm、訓練前體重為57.1~119.1kg 研究結果出自<RIZAP減肥法對於改善「肥胖症」、「高血壓」、「高血糖」以及「高血脂」的效果> 齋藤敬志・瀨戶健・迎綱治・幕田純/自然科學社刊「醫藥與醫學」第71卷6期2014年6月
※圖表是根據上列臨床實驗結果所繪製的血糖平均值變化。

Part

3

蛋類・豆類

蛋類 ▶ P.82

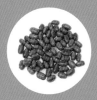

豆類 ▶ P.83

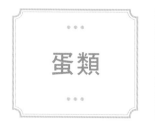

蛋類

鵪鶉蛋(生) 糖質 0 g
1顆 10g

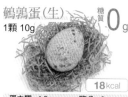

18 kcal

●蛋白質：1.3g　●鹽分：0g
●脂肪：1.3g

雞蛋(生) 糖質 0.2 g
1顆 50g

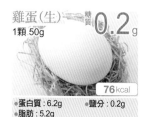

76 kcal

●蛋白質：6.2g　●鹽分：0.2g
●脂肪：5.2g

水煮蛋 糖質 0.2 g
1顆 50g

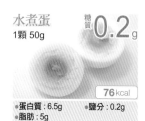

76 kcal

●蛋白質：6.5g　●鹽分：0.2g
●脂肪：5g

雞蛋 蛋黃(生) 糖質 0 g
20g

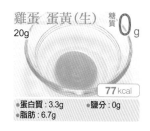

77 kcal

●蛋白質：3.3g　●鹽分：0g
●脂肪：6.7g

雞蛋 蛋白
(生) 糖質 0.1 g
35g

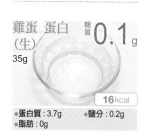

16 kcal

●蛋白質：3.7g　●鹽分：0.2g
●脂肪：0g

蛋豆腐 糖質 2.4 g
1塊 120g

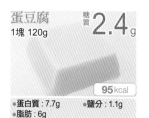

95 kcal

●蛋白質：7.7g　●鹽分：1.1g
●脂肪：6g

皮蛋 糖質 0 g
1顆 60g

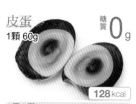

128 kcal

●蛋白質：8.2g　●鹽分：1.2g
●脂肪：9.9g

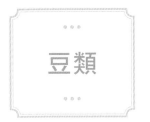

豆類

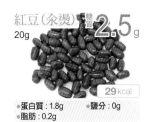

紅豆(汆燙) 糖質 **2.5**g
20g

| 29 kcal |

● 蛋白質：1.8g　● 鹽分：0g
● 脂肪：0.2g

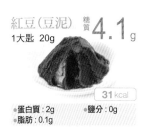

紅豆(豆泥) 糖質 **4.1**g
1大匙 20g

| 31 kcal |

● 蛋白質：2g　● 鹽分：0g
● 脂肪：0.1g

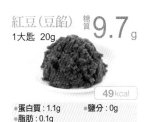

紅豆(豆餡) 糖質 **9.7**g
1大匙 20g

| 49 kcal |

● 蛋白質：1.1g　● 鹽分：0g
● 脂肪：0.1g

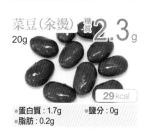

菜豆(汆燙) 糖質 **2.3**g
20g

| 29 kcal |

● 蛋白質：1.7g　● 鹽分：0g
● 脂肪：0.2g

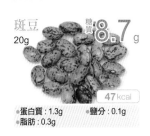

斑豆 糖質 **8.7**g
20g

| 47 kcal |

● 蛋白質：1.3g　● 鹽分：0.1g
● 脂肪：0.3g

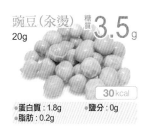

豌豆(汆燙) 糖質 **3.5**g
20g

| 30 kcal |

● 蛋白質：1.8g　● 鹽分：0g
● 脂肪：0.2g

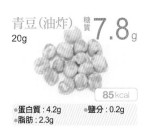

青豆(油炸) 糖質 **7.8**g
20g

| 85 kcal |

● 蛋白質：4.2g　● 鹽分：0.2g
● 脂肪：2.3g

蛋類・豆類

豌豆（鹽豆）
20g
糖質 **8.7** g
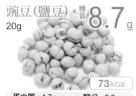
73 kcal
- 蛋白質：4.7g
- 脂肪：0.5g
- 鹽分：0.3g

甜豌豆
20g
糖質 **9.5** g
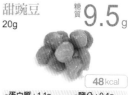
48 kcal
- 蛋白質：1.1g
- 脂肪：0.1g
- 鹽分：0.1g

豇豆（汆燙）
20g
糖質 **2.6** g
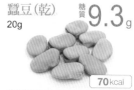
29 kcal
- 蛋白質：2g
- 脂肪：0.2g
- 鹽分：0g

蠶豆（乾）
20g
糖質 **9.3** g
70 kcal
- 蛋白質：5.2g
- 脂肪：0.4g
- 鹽分：0g

糖煮蠶豆
20g
糖質 **9.3** g
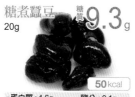
50 kcal
- 蛋白質：1.6g
- 脂肪：0.2g
- 鹽分：0.1g

日產大豆
（汆燙）
20g
糖質 **0.4** g
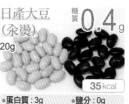
35 kcal
- 蛋白質：3g
- 脂肪：2g
- 鹽分：0g

黃豆粉
1大匙　8g
糖質 **0.8** g
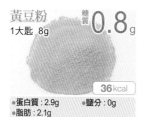
36 kcal
- 蛋白質：2.9g
- 脂肪：2.1g
- 鹽分：0g

木棉豆腐
1塊 300g
糖質 **3.6** g
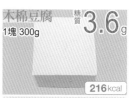
216 kcal
- 蛋白質：19.8g
- 脂肪：12.6g
- 鹽分：0.3g

絹豆腐
1塊 300g
糖質 **5.1**g

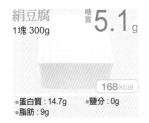

168kcal

● 蛋白質：14.7g ● 鹽分：0g
● 脂肪：9g

煎豆腐
1塊 290g
糖質 **1.5**g

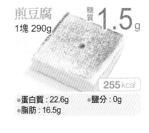

255kcal

● 蛋白質：22.6g ● 鹽分：0g
● 脂肪：16.5g

油豆腐
65g
糖質 **0.1**g

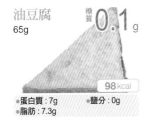

98kcal

● 蛋白質：7g ● 鹽分：0g
● 脂肪：7.3g

油炸豆皮
20g
糖質 **0**g

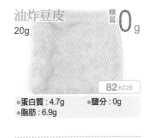

82kcal

● 蛋白質：4.7g ● 鹽分：0g
● 脂肪：6.9g

飛龍頭
1個 80g
糖質 **0.2**g

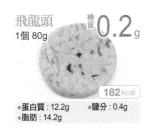

182kcal

● 蛋白質：12.2g ● 鹽分：0.4g
● 脂肪：14.2g

凍豆腐
16g
糖質 **0.3**g

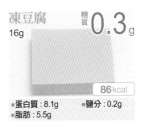

86kcal

● 蛋白質：8.1g ● 鹽分：0.2g
● 脂肪：5.5g

碎納豆
50g
糖質 **2.3**g

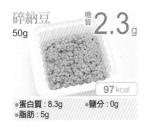

97kcal

● 蛋白質：8.3g ● 鹽分：0g
● 脂肪：5g

豆渣
70g
糖質 **1.6**g

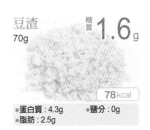

78kcal

● 蛋白質：4.3g ● 鹽分：0g
● 脂肪：2.5g

蛋類・豆類

豆漿
(無調整)

糖質 **5.8** g

200g

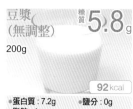

92 kcal

● 蛋白質：7.2g　● 鹽分：0g
● 脂肪：4g

調味豆漿

糖質 **9** g

200g

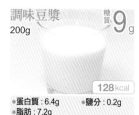

128 kcal

● 蛋白質：6.4g　● 鹽分：0.2g
● 脂肪：7.2g

豆漿飲料
(麥芽咖啡)

糖質 **15.4** g

200g

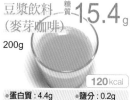

120 kcal

● 蛋白質：4.4g　● 鹽分：0.2g
● 脂肪：4.4g

豆皮(生)

糖質 **1** g

1片 30g

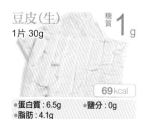

69 kcal

● 蛋白質：6.5g　● 鹽分：0g
● 脂肪：4.1g

鷹嘴豆
(汆燙)

糖質 **3.2** g

20g

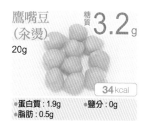

34 kcal

● 蛋白質：1.9g　● 鹽分：0g
● 脂肪：0.5g

花豆(汆燙)

糖質 **2.9** g

20g

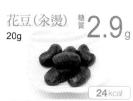

24 kcal

● 蛋白質：1.2g　● 鹽分：0g
● 脂肪：0.1g

綠豆(汆燙)

糖質 **3.5** g

20g

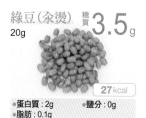

27 kcal

● 蛋白質：2g　● 鹽分：0g
● 脂肪：0.1g

Part

4

海藻類

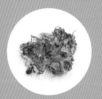

海藻類 ▶ P.88

海萵苣
（風乾）
3g

糖質 **0.4** g

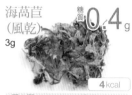

4 kcal

●蛋白質：0.7g ●鹽分：0.3g
●脂肪：0g

海苔粉（乾）
1小匙 1g

糖質 **0.1** g

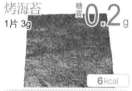

2 kcal

●蛋白質：0.3g ●鹽分：0.1g
●脂肪：0.1g

烤海苔
1片 3g

糖質 **0.2** g

6 kcal

●蛋白質：1.2g ●鹽分：0g
●脂肪：0.1g

調味海苔
1/8片 0.4g

糖質 **0.1** g

1 kcal

●蛋白質：0.2g ●鹽分：0g
●脂肪：0g

海苔醬
20g

糖質 **3.4** g

31 kcal

●蛋白質：2.9g ●鹽分：1.2g
●脂肪：0.3g

海葡萄
20g

糖質 **0.1** g

1 kcal

●蛋白質：0.1g ●鹽分：0.2g
●脂肪：0g

羅臼昆布
（風乾）
5g

糖質 **1.5** g

7 kcal

●蛋白質：0.6g ●鹽分：0.3g
●脂肪：0.1g

真昆布
（風乾）
5g

糖質 **1.7** g

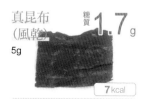

7 kcal

●蛋白質：0.4g ●鹽分：0.4g
●脂肪：0.1g

利尻昆布 (風乾)
糖質 **1.3** g
5g

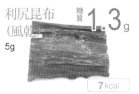

7 kcal

●蛋白質：0.4g ●鹽分：0.3g
●脂肪：0.1g

昆布片
糖質 **1.1** g
5g

6 kcal

●蛋白質：0.3g ●鹽分：0.3g
●脂肪：0g

鹽昆布
糖質 **1.2** g
5g

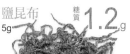

6 kcal

●蛋白質：0.8g ●鹽分：0.9g
●脂肪：0g

昆布佃煮
糖質 **5.3** g
20g

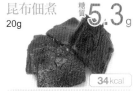

34 kcal

●蛋白質：1.2g ●鹽分：1.5g
●脂肪：0.2g

瓊脂
糖質 **0** g
150g

3 kcal

●蛋白質：0.3g ●鹽分：0g
●脂肪：0g

寒天
糖質 **0** g
5g

0 kcal

●蛋白質：0g ●鹽分：0g
●脂肪：0g

鹿角菜 (乾)
糖質 **0.3** g
2g

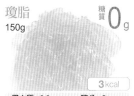

3 kcal

●蛋白質：0.3g ●鹽分：0.1g
●脂肪：0g

乾燥鹿尾菜
糖質 **0.4** g
1大匙 6g

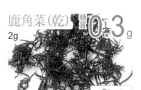

9 kcal

●蛋白質：0.6g ●鹽分：0.3g
●脂肪：0.2g

海藻類

水雲（鹽漬泡水去鹽） 糖質 0 g

40g

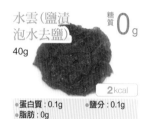

2 kcal

● 蛋白質：0.1g ● 鹽分：0.1g
● 脂肪：0g

碎海帶芽（乾） 糖質 0.1 g

1小匙 1g

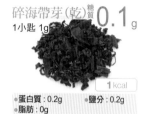

1 kcal

● 蛋白質：0.2g ● 鹽分：0.2g
● 脂肪：0g

海帶芽（生） 糖質 0 g

10g

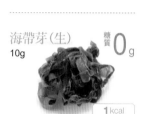

1 kcal

● 蛋白質：0.2g ● 鹽分：0.1g
● 脂肪：0g

海帶根（鹽漬泡水去鹽） 糖質 0.1 g

15g

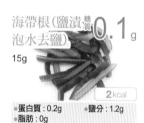

2 kcal

● 蛋白質：0.2g ● 鹽分：1.2g
● 脂肪：0g

海帶根（生） 糖質 0 g

50g

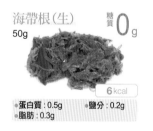

6 kcal

● 蛋白質：0.5g ● 鹽分：0.2g
● 脂肪：0.3g

Part

5

奶類

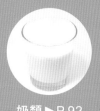

奶類 ▶ P.92

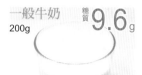

一般牛奶 糖質 **9.6**g
200g

| 134kcal |

● 蛋白質：6.6g　　● 鹽分：0.2g
● 脂肪：7.6g

加工鮮奶 糖質 **10.4**g
（濃醇）
200g

| 146kcal |

● 蛋白質：7g　　● 鹽分：0.2g
● 脂肪：8.4g

加工鮮奶 糖質 **11**g
（低脂）
200g

| 92kcal |

● 蛋白質：7.6g　　● 鹽分：0.4g
● 脂肪：2g

加糖煉乳 糖質 **10.6**g
1大匙　19g
15cc（大さじ1）

| 63kcal |

● 蛋白質：1.5g　　● 鹽分：0g
● 脂肪：1.6g

鮮奶油 糖質 **2.9**g
（植物性脂肪）
100g

| 392kcal |

● 蛋白質：6.8g　　● 鹽分：0.6g
● 脂肪：39.2g

發泡鮮奶 糖質 **2.6**g
油（植物
性脂肪）
約2大匙 20g

| 80kcal |

● 蛋白質：1.3g　　● 鹽分：0.1g
● 脂肪：7.2g

奶精（液體 糖質 **0.2**g
狀・植物性
脂肪）
5cc（小さじ1）
1小匙　5g

| 11kcal |

● 蛋白質：0.2g　　● 鹽分：0g
● 脂肪：1.1g

奶精（粉末 糖質 **1.1**g
狀・植物性
脂肪）
1小匙　2g

| 11kcal |

● 蛋白質：0.1g　　● 鹽分：0g
● 脂肪：0.8g

優格（脫脂加糖）
100g
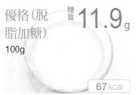
糖質 **11.9**g
67 kcal
● 蛋白質：4.3g ● 鹽分：0.2g
● 脂肪：0.2g

優酪乳
200g
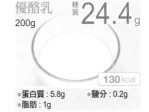
糖質 **24.4**g
130 kcal
● 蛋白質：5.8g ● 鹽分：0.2g
● 脂肪：1g

埃德姆起司
20g
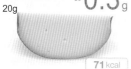
糖質 **0.3**g
71 kcal
● 蛋白質：5.8g ● 鹽分：0.4g
● 脂肪：5g

埃文達起司
50g
糖質 **0.8**g
215 kcal
● 蛋白質：13.7g ● 鹽分：0.7g
● 脂肪：16.8g

茅屋起司
20g
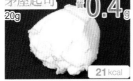
糖質 **0.4**g
21 kcal
● 蛋白質：2.7g ● 鹽分：0.2g
● 脂肪：0.9g

卡芒貝爾乾酪
1/8塊 12.5g
糖質 **0.1**g
39 kcal
● 蛋白質：2.4g ● 鹽分：0.3g
● 脂肪：3.1g

奶油起司
20g
糖質 **0.5**g
69 kcal
● 蛋白質：1.6g ● 鹽分：0.1g
● 脂肪：6.6g

豪達起司
20g
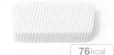
糖質 **0.3**g
76 kcal
● 蛋白質：5.2g ● 鹽分：0.4g
● 脂肪：5.8g

奶類

切達起司
20g

糖質 **0.3** g

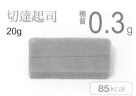

85 kcal

- 蛋白質：5.1g
- 脂肪：6.8g
- 鹽分：0.4g

帕馬森乾酪
1大匙 6g

糖質 **0.1** g

29 kcal

- 蛋白質：2.6g
- 脂肪：1.8g
- 鹽分：0.2g

藍乾酪
30g

糖質 **0.3** g

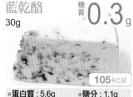

105 kcal

- 蛋白質：5.6g
- 脂肪：8.7g
- 鹽分：1.1g

加工乳酪
1塊 25g

糖質 **0.3** g

85 kcal

- 蛋白質：5.7g
- 脂肪：6.5g
- 鹽分：0.7g

冰淇淋
40g

糖質 **9.6** g

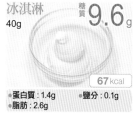

67 kcal

- 蛋白質：1.4g
- 脂肪：2.6g
- 鹽分：0.1g

冰淇淋（低脂）
40g

糖質 **8.2** g

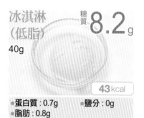

43 kcal

- 蛋白質：0.7g
- 脂肪：0.8g
- 鹽分：0g

霜淇淋
100g

糖質 **20.1** g

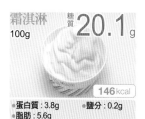

146 kcal

- 蛋白質：3.8g
- 脂肪：5.6g
- 鹽分：0.2g

雪酪
50g

糖質 **14.4** g

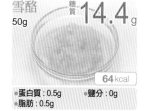

64 kcal

- 蛋白質：0.5g
- 脂肪：0.5g
- 鹽分：0g

Part

6

穀物類

穀物類 ▶ P.96

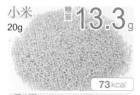

小米
20g
糖質 **13.3**g

73kcal

- 蛋白質：2.2g
- 脂肪：0.9g
- 鹽分：0g

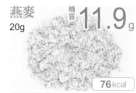

燕麥
20g
糖質 **11.9**g

76kcal

- 蛋白質：2.7g
- 脂肪：1.1g
- 鹽分：0g
- GI值：55

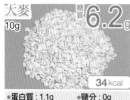

大麥
10g
糖質 **6.2**g

34kcal

- 蛋白質：1.1g
- 脂肪：0.2g
- 鹽分：0g
- GI值：65

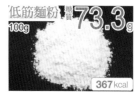

低筋麵粉
100g
糖質 **73.3**g

367kcal

- 蛋白質：8.3g
- 脂肪：1.5g
- 鹽分：0g
- GI值：60

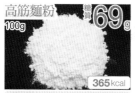

高筋麵粉
100g
糖質 **69**g

365kcal

- 蛋白質：11.8g
- 脂肪：1.5g
- 鹽分：0g
- GI值：55

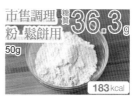

蕎麥麵粉
（不去殼
直接磨碎）
100g
糖質 **57**g

328kcal

- 蛋白質：12.8g
- 脂肪：2.9g
- 鹽分：0g
- GI值：45

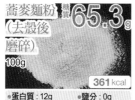

蕎麥麵粉
（去殼後
磨碎）
100g
糖質 **65.3**g

361kcal

- 蛋白質：12g
- 脂肪：3.1g
- 鹽分：0g
- GI值：50

市售調理
粉‧鬆餅用
50g
糖質 **36.3**g

183kcal

- 蛋白質：3.9g
- 脂肪：2g
- 鹽分：0.5g
- GI值：67

市售調
理粉
天婦羅用
100g

糖質 **73.6** g

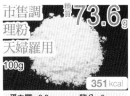

351 kcal

- 蛋白質：8.8g
- 脂肪：1.3g
- 鹽分：0g
- GI值：60

吐司
1片 60g

糖質 **26.6** g

158 kcal

- 蛋白質：5.6g
- 脂肪：2.6g
- 鹽分：0.8g
- GI值：91

熱狗麵包
50g

糖質 **23.6** g

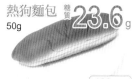

133 kcal

- 蛋白質：4.3g
- 脂肪：1.9g
- 鹽分：0.7g
- GI值：70

營養口糧
5塊 15g

糖質 **11.4** g

59 kcal

- 蛋白質：1.4g
- 脂肪：0.7g
- 鹽分：0.2g
- GI值：70

法國麵包
250g

糖質 **137** g

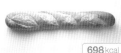

698 kcal

- 蛋白質：23.5g
- 脂肪：3.3g
- 鹽分：4g
- GI值：93

黑麥麵包
1片 60g

糖質 **28.3** g

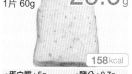

158 kcal

- 蛋白質：5g
- 脂肪：1.3g
- 鹽分：0.7g
- GI值：58

葡萄麵包
1個 30g

糖質 **14.7** g

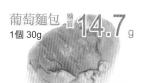

81 kcal

- 蛋白質：2.5g
- 脂肪：1.1g
- 鹽分：0.3g

圓麵包
1個 30g

糖質 **14** g

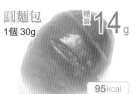

95 kcal

- 蛋白質：3g
- 脂肪：2.7g
- 鹽分：0.4g
- GI值：83

穀物類

可頌麵包
45g

糖質 **18.9**g

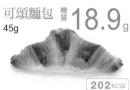

202kcal

- 蛋白質：3.6g
- 脂肪：12.1g
- 鹽分：0.5g
- GI值：68

南餅
100g

糖質 **45.6**g

262kcal

- 蛋白質：10.3g
- 脂肪：3.4g
- 鹽分：1.3g
- GI值：82

貝果
90g

糖質 **46.9**g

248kcal

- 蛋白質：8.6g
- 脂肪：1.8g
- 鹽分：1.1g
- GI值：75

英式馬芬
60g

糖質 **23.8**g

137kcal

- 蛋白質：4.9g
- 脂肪：2.2g
- 鹽分：0.7g
- GI值：75

現做蕎麥麵(汆燙)
170g

糖質 **40.8**g

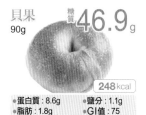

224kcal

- 蛋白質：8.2g
- 脂肪：1.7g
- 鹽分：0g
- GI值：59

市售蕎麥麵(汆燙)
250g

糖質 **51.5**g

285kcal

- 蛋白質：12g
- 脂肪：1.8g
- 鹽分：0.3g
- GI值：54

現做烏龍麵(汆燙)
220g

糖質 **45.8**g

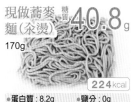

231kcal

- 蛋白質：5.7g
- 脂肪：0.9g
- 鹽分：0.7g
- GI值：80

市售烏龍麵(汆燙)
250g

糖質 **62.8**g

315kcal

- 蛋白質：7.8g
- 脂肪：1.3g
- 鹽分：1.3g
- GI值：85

素乾麵・
素涼麵
（汆燙）
糖質 **31.1**g

125g

159kcal

●蛋白質：4.4g ●鹽分：0.3g
●脂肪：0.5g ●GI值：68

手工素乾
麵・手工
素涼麵（汆燙）
糖質 **30.6**g

125g

159kcal

●蛋白質：4.4g ●鹽分：0.4g
●脂肪：0.8g ●GI值：62

中華麵・
拉麵（汆燙）
糖質 **64.2**g

230g

343kcal

●蛋白質：11.3g ●鹽分：0.5g
●脂肪：1.4g ●GI值：61

日式炒麵
糖質 **54.8**g

150g

297kcal

●蛋白質：8g ●鹽分：0.6g
●脂肪：2.6g ●GI值：61

速食泡麵
（油炸乾
燥麵）
糖質 **53.1**g

90g

412kcal

●蛋白質：9.1g ●鹽分：5g
●脂肪：17.2g ●GI值：73

義大利麵
類（汆燙）
糖質 **75.8**g

250g

413kcal

●蛋白質：13.5g ●鹽分：3g
●脂肪：2.3g ●GI值：65

餃子皮
1片5g
糖質 **2.7**g

15kcal

●蛋白質：0.5g ●鹽分：0g
●脂肪：0.1g

燒賣皮
1片3g
糖質 **1.7**g

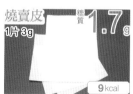

9kcal

●蛋白質：0.2g ●鹽分：0g
●脂肪：0g

穀物類

生麩（麵筋）
10g
糖質 **2.6**g

16kcal
- 蛋白質：1.3g
- 脂肪：0.1g
- 鹽分：0g

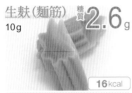

車麩
（烤麵筋）
1個 2g
糖質 **1.1**g

8kcal
- 蛋白質：0.6g
- 脂肪：0.1g
- 鹽分：0g

麵包粉
（生）
40g
糖質 **17.8**g

112kcal
- 蛋白質：4.4g
- 脂肪：2g
- 鹽分：0.4g

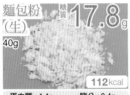

麵包粉
（乾）
40g
糖質 **23.8**g

149kcal
- 蛋白質：5.8g
- 脂肪：2.7g
- 鹽分：0.5g
- GI值：70

米粉
75g
糖質 **59.3**g

283kcal
- 蛋白質：5.3g
- 脂肪：1.2g
- 鹽分：0g
- GI值：88

切米棒
60g
糖質 **27.5**g

126kcal
- 蛋白質：1.9g
- 脂肪：0.2g
- 鹽分：0g

年糕
1個 50g
糖質 **25.2**g

117kcal
- 蛋白質：2g
- 脂肪：0.3g
- 鹽分：0g
- GI值：85

上新粉
（糯米粉）
100g
糖質 **77.9**g

362kcal
- 蛋白質：6.2g
- 脂肪：0.9g
- 鹽分：0g

白玉粉
（糯米粉）
100g

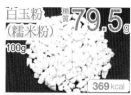

糖質 **79.5**g

369 kcal

- 蛋白質：6.3g
- 脂肪：1g
- 鹽分：0g
- GI值：65

米麴
200g

糖質 **115.6**g

572 kcal

- 蛋白質：11.6g
- 脂肪：3.4g
- 鹽分：0g

爆米花
1包 50g

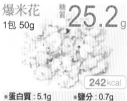

糖質 **25.2**g

242 kcal

- 蛋白質：5.1g
- 脂肪：11.4g
- 鹽分：0.7g
- GI值：85

玉米片
20g

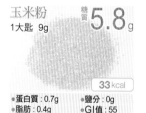

糖質 **16.2**g

76 kcal

- 蛋白質：1.6g
- 脂肪：0.3g
- 鹽分：0.4g
- GI值：75

玉米粉
1大匙 9g

糖質 **5.8**g

33 kcal

- 蛋白質：0.7g
- 脂肪：0.4g
- 鹽分：0g
- GI值：55

穀物類

魚、肉和點心都可以吃！
即使調整體態也可以暢快地飲食♪

在 RIZAP 健身中心，我們也很注重訓練時間以外的飲食時間。回報每天 3 餐的飲食給負責教練，按照學員的目標及生活模式給予回饋。我們支援陪伴學員直到得到理想的身材與成果前，不輕易半途而廢。也會傳遞挑選食物的樂趣。

無法在醫療機構中全面得到飲食指導
每天都可以接受諮詢的
RIZAP 健身中心讓學員感到安心

久津川誠醫師說：「導致肥胖的原因在於攝取過多糖質」、「雖然最好的方法是限制飲食，但總是不容易遵守。像 RIZAP 健身中心這樣每天發 E-MAIL 提供飲食指導，會得到很大的幫助。」之所以能如此斷言，就是因為醫師本身也實行過 RIZAP 減肥法。「因為身為一名醫師，如果連自己都不算瘦，就很難對患者說出『建議瘦下來比較好』這種話了」。

Before　After

久津川　誠
醫學博士 消化系統內科醫師
任職於多摩廣場南口腸胃內科診所

某學員的1天飲食

「在 RIZAP 健身中心好像是在料理教室裡附設健身房的感覺」、「因為從教練那裡學習適合自己的飲食指導，所以有好多要學的東西，還可以應用各種知識，甚至還增加了好幾道拿手菜。」—青木小姐 (69 歲)。

早
鮪魚沙拉、納豆、醋拌水雲菜

中
印度烤雞

晚
什錦海鮮火鍋

早
竹筴魚乾、沙拉、味噌湯

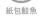
中
紙包鮭魚

晚
牛排

Part

7

市售食品

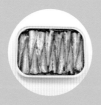

市售食品 ▶ P.104

沙丁魚罐頭
（調味）
糖質 **5.7** g
1個 100g
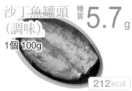
212 kcal
- 蛋白質：20.4g
- 脂肪：11.9g
- 鹽分：1.4g

油漬
沙丁魚罐頭
糖質 **0.2** g
1個 70g
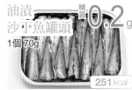
251 kcal
- 蛋白質：14.2g
- 脂肪：21.5g
- 鹽分：0.6g

沙丁魚罐頭
（蒲燒）
糖質 **7.4** g
1個 80g
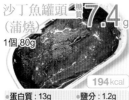
194 kcal
- 蛋白質：13g
- 脂肪：12.5g
- 鹽分：1.2g

鰹魚罐頭
（片狀油漬）
糖質 **0.1** g
1個 70g
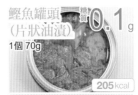
205 kcal
- 蛋白質：13.2g
- 脂肪：16.9g
- 鹽分：0.6g

鯖魚罐頭
（水煮）
糖質 **0.3** g
1個 150g
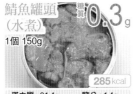
285 kcal
- 蛋白質：31.4g
- 脂肪：16.1g
- 鹽分：1.4g

鯖魚罐頭
（加味噌調
味後燉煮）
糖質 **9.9** g
1個 150g
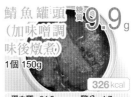
326 kcal
- 蛋白質：24.5g
- 脂肪：20.9g
- 鹽分：1.7g

鯖魚罐頭
（調味）
糖質 **6** g
1個 150g
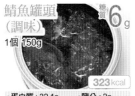
323 kcal
- 蛋白質：32.1g
- 脂肪：18.9g
- 鹽分：2g

秋刀魚罐
頭（蒲燒）
糖質 **7.8** g
1個 80g
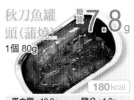
180 kcal
- 蛋白質：13.9g
- 脂肪：10.4g
- 鹽分：1.2g

鮪魚罐頭
（水煮 片
狀 清淡）
糖質 0.1 g
1個 70g

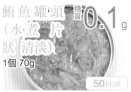

50 kcal

●蛋白質：11.2g ●鹽分：0.4g
●脂肪：0.5g

鮪魚罐頭
（油漬 片
狀 清淡）
糖質 0.1 g
1個 70g

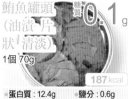

187 kcal

●蛋白質：12.4g ●鹽分：0.6g
●脂肪：15.2g

蛤蜊罐頭
（水煮）
糖質 1.2 g
1個 65g

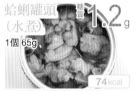

74 kcal

●蛋白質：13.2g ●鹽分：0.7g
●脂肪：1.4g

鮑魚罐頭
（水煮）
糖質 1.2 g
1個 120g

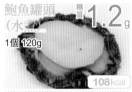

108 kcal

●蛋白質：23.3g ●鹽分：1.7g
●脂肪：0.5g

煙燻牡蠣
罐頭（油漬）
糖質 11.2 g
1個 100g

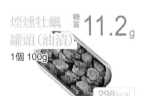

298 kcal

●蛋白質：12.5g ●鹽分：0.8g
●脂肪：22.6g

扇貝貝柱
罐頭（水煮）
糖質 0.5 g
30g

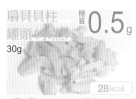

28 kcal

●蛋白質：5.9g ●鹽分：0.3g
●脂肪：0.2g

雪蟹罐頭
（水煮）
糖質 0.2 g
1個 100g

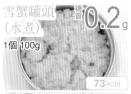

73 kcal

●蛋白質：16.3g ●鹽分：1.7g
●脂肪：0.4g

魷魚罐頭
（調味）
糖質 7.7 g
1個 100g

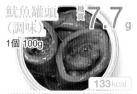

133 kcal

●蛋白質：21.4g ●鹽分：1.8g
●脂肪：1.8g

市售食品

粗鹽醃牛
肉罐頭
1個 100g

糖質 **1.7** g

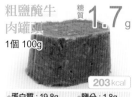

203 kcal

●蛋白質：19.8g ●鹽分：1.8g
●脂肪：13g

烤雞罐頭
1個 100g

糖質 **8.2** g

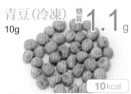

177 kcal

●蛋白質：18.4g ●鹽分：2.2g
●脂肪：7.8g

毛豆（冷凍）
30g

糖質 **1** g

48 kcal

●蛋白質：3.9g ●鹽分：0g
●脂肪：2.3g

青豆（冷凍）
10g

糖質 **1.1** g

10 kcal

●蛋白質：0.6g ●鹽分：0g
●脂肪：0.1g

青豆罐頭
（水煮）
20g

糖質 **2.6** g

20 kcal

●蛋白質：0.7g ●鹽分：0.2g
●脂肪：0.1g

番茄罐頭
（整顆無
加鹽）
100g

糖質 **3.1** g

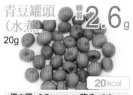

20 kcal

●蛋白質：0.9g ●鹽分：0g
●脂肪：0.2g

甜玉米
（冷凍）
15g

糖質 **2.4** g

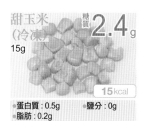

15 kcal

●蛋白質：0.5g ●鹽分：0g
●脂肪：0.2g

玉米罐頭
（泥狀）
50g

糖質 **8.4** g

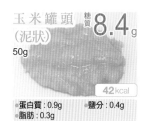

42 kcal

●蛋白質：0.9g ●鹽分：0.4g
●脂肪：0.3g

玉米罐頭
（顆粒狀）

糖質 **2** g

1大匙 14g

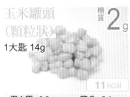

11 kcal

● 蛋白質：0.3g ● 鹽分：0.1g
● 脂肪：0.1g

薯條

糖質 **39.6** g

中包 135g

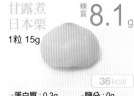

320 kcal

● 蛋白質：3.9g ● 鹽分：0g
● 脂肪：14.3g

乾燥馬
鈴薯粉

糖質 **76.2** g

100g

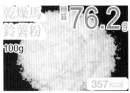

357 kcal

● 蛋白質：6.6g ● 鹽分：0.2g
● 脂肪：0.6g

甘露煮
日本栗

糖質 **8.1** g

1粒 15g

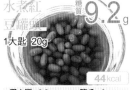

36 kcal

● 蛋白質：0.3g ● 鹽分：0g
● 脂肪：0.1g

※ 譯註：「甘露煮」是指將醬油、味醂、酒和糖（砂糖、麥
芽糖或蜂蜜）等調味料與食材一起入鍋，以小火慢慢煮到水份
近乎收乾，讓調味料滲入食材內的烹調方式。最後的成品會呈
現漂亮的焦糖色澤，味道甘甜而微鹹。

大豆罐頭
（水煮）

糖質 **0.1** g

1大匙 14g

20 kcal

● 蛋白質：1.8g ● 鹽分：0.1g
● 脂肪：0.9g

水煮紅
豆罐頭

糖質 **9.2** g

1大匙 20g

44 kcal

● 蛋白質：0.9g ● 鹽分：0g
● 脂肪：0.1g

洋菇罐頭（水煮）

糖質 **0** g

1個 10g

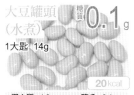

1 kcal

● 蛋白質：0.3g ● 鹽分：0.1g
● 脂肪：0g

蕪菁葉
（鹽漬）

糖質 **0.4** g

15g

3 kcal

● 蛋白質：0.1g ● 鹽分：0.6g
● 脂肪：0g

市售食品

蕪菁（米糠醃漬）

糖質 **1.2** g

30g

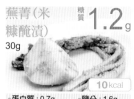

10 kcal

● 蛋白質：0.7g　　● 鹽分：1.6g
● 脂肪：0g

小黃瓜（鹽漬）

糖質 **0.4** g

15g

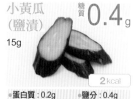

2 kcal

● 蛋白質：0.2g　　● 鹽分：0.4g
● 脂肪：0g

小黃瓜（米糠醃漬）

糖質 **0.7** g

15g

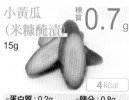

4 kcal

● 蛋白質：0.2g　　● 鹽分：0.8g
● 脂肪：0g

醃黃瓜

糖質 **3.3** g

20g

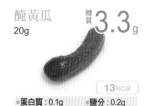

13 kcal

● 蛋白質：0.1g　　● 鹽分：0.2g
● 脂肪：0g

京都水菜（鹽漬）

糖質 **0.4** g

15g

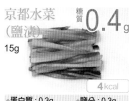

4 kcal

● 蛋白質：0.3g　　● 鹽分：0.3g
● 脂肪：0g

榨菜

糖質 **0** g

20g

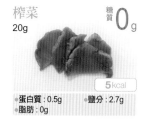

5 kcal

● 蛋白質：0.5g　　● 鹽分：2.7g
● 脂肪：0g

紅薑（醋醃薑）

糖質 **0.2** g

10g

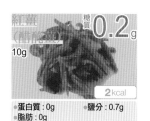

2 kcal

● 蛋白質：0g　　● 鹽分：0.7g
● 脂肪：0g

薑片（糖醋醃薑）

糖質 **2.1** g

20g

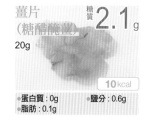

10 kcal

● 蛋白質：0g　　● 鹽分：0.6g
● 脂肪：0.1g

白瓜（鹽漬）
15g

糖質 **0.2** g

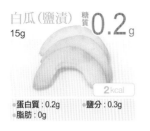

2 kcal

●蛋白質：0.2g　●鹽分：0.3g
●脂肪：0g

黃蘿蔔乾
15g

糖質 **0.3** g

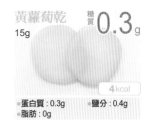

4 kcal

●蛋白質：0.3g　●鹽分：0.4g
●脂肪：0g

醃蘿蔔
15g

糖質 **1.8** g

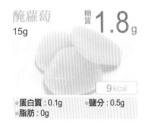

9 kcal

●蛋白質：0.1g　●鹽分：0.5g
●脂肪：0g

味噌醃漬物
15g

糖質 **2** g

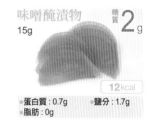

12 kcal

●蛋白質：0.7g　●鹽分：1.7g
●脂肪：0g

福神漬
10g

糖質 **2.9** g

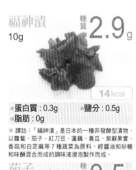

14 kcal

●蛋白質：0.3g　●鹽分：0.5g
●脂肪：0g

※譯註：「福神漬」是日本的一種非發酵型漬物，
以蘿蔔、茄子、紅刀豆、蓮藕、黃瓜、紫蘇果實、
香菇和白芝麻等7種蔬菜為原料，經醬油和砂糖
和味醂混合而成的調味液浸泡製作而成。

醃芥菜
15g

糖質 **0.3** g

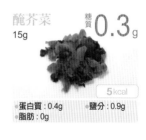

5 kcal

●蛋白質：0.4g　●鹽分：0.9g
●脂肪：0g

茄子
（米糠醃漬）
15g

糖質 **0.5** g

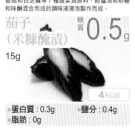

4 kcal

●蛋白質：0.3g　●鹽分：0.4g
●脂肪：0g

茄子（柴漬）
15g

糖質 **0.4** g

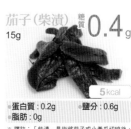

5 kcal

●蛋白質：0.2g　●鹽分：0.6g
●脂肪：0g

※譯註：「柴漬」是指將茄子或小黃瓜切碎後，
加入紅紫蘇和鹽一起醃漬的京都傳統醃漬物。

酸莖漬

15g

糖質 **0.1**g

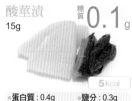

5kcal

- 蛋白質：0.4g
- 脂肪：0.1g
- 鹽分：0.3g

※ 譯註：「酸莖漬」是用無菁變種的酸莖菜葉，
用鹽水醃漬而成的京都傳統醃漬物。

野澤菜（鹽漬）

15g

糖質 **0.2**g

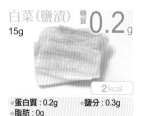

3kcal

- 蛋白質：0.2g
- 脂肪：0g
- 鹽分：0.2g

白菜（鹽漬）

15g

糖質 **0.2**g

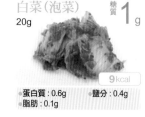

2kcal

- 蛋白質：0.2g
- 脂肪：0g
- 鹽分：0.3g

白菜（泡菜）

20g

糖質 **1**g

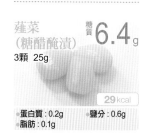

9kcal

- 蛋白質：0.6g
- 脂肪：0.1g
- 鹽分：0.4g

薤菜（糖醋醃漬）

3顆 25g

糖質 **6.4**g

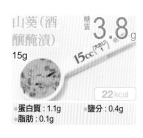

29kcal

- 蛋白質：0.2g
- 脂肪：0.1g
- 鹽分：0.6g

山葵（酒釀醃漬）

15g

糖質 **3.8**g

15cc（大匙）

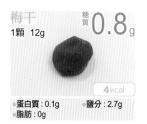

22kcal

- 蛋白質：1.1g
- 脂肪：0.1g
- 鹽分：0.4g

梅干

1顆 12g

糖質 **0.8**g

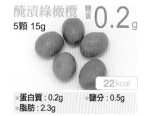

4kcal

- 蛋白質：0.1g
- 脂肪：0g
- 鹽分：2.7g

醃漬綠橄欖

5顆 15g

糖質 **0.2**g

22kcal

- 蛋白質：0.2g
- 脂肪：2.3g
- 鹽分：0.5g

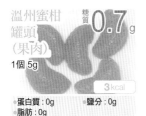

溫州蜜柑
罐頭
（果肉）
糖質 **0.7**g

1個 5g

3kcal

·蛋白質：0g ·鹽分：0g
·脂肪：0g

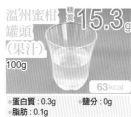

溫州蜜柑
罐頭
（果汁）
糖質 **15.3**g

100g

63kcal

·蛋白質：0.3g ·鹽分：0g
·脂肪：0.1g

櫻桃罐頭
糖質 **1.7**g

2顆 10g

7kcal

·蛋白質：0.1g ·鹽分：0g
·脂肪：0g

葡萄柚罐頭
糖質 **5**g

30g

21kcal

·蛋白質：0.2g ·鹽分：0g
·脂肪：0g

鳳梨罐頭
糖質 **7.9**g

1片 40g

34kcal

·蛋白質：0.2g ·鹽分：0g
·脂肪：0g

桃子罐頭
糖質 **11.5**g

60g

51kcal

·蛋白質：0.3g ·鹽分：0g
·脂肪：0.1g

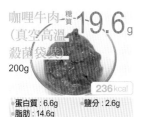

咖哩牛肉
（真空高溫
殺菌袋裝）
糖質 **19.6**g

200g

236kcal

·蛋白質：6.6g ·鹽分：2.6g
·脂肪：14.6g

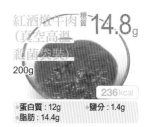

紅酒燉牛肉
（真空高溫
殺菌袋裝）
糖質 **14.8**g

200g

236kcal

·蛋白質：12g ·鹽分：1.4g
·脂肪：14.4g

焗烤蝦
(冷凍)
糖質 **29.3** g
1個 220g

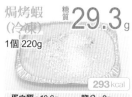

293 kcal

● 蛋白質：10.6g ● 鹽分：2g
● 脂肪：14.7g

手抓飯
(冷凍)
糖質 **67.7** g
1個 225g

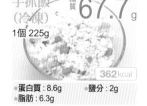

362 kcal

● 蛋白質：8.6g ● 鹽分：2g
● 脂肪：6.3g

玉米濃湯
(粉狀)
糖質 **10.1** g
15g

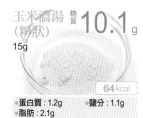

64 kcal

● 蛋白質：1.2g ● 鹽分：1.1g
● 脂肪：2.1g

玉米濃湯
(真空高溫
殺菌袋裝)
糖質 **15.5** g
180g

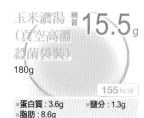

155 kcal

● 蛋白質：3.6g ● 鹽分：1.3g
● 脂肪：8.6g

奶油可樂
餅(油炸
用冷凍)
糖質 **10.5** g
2顆 50g

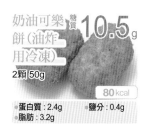

80 kcal

● 蛋白質：2.4g ● 鹽分：0.4g
● 脂肪：3.2g

炸魷魚
(油炸用
冷凍)
糖質 **12.8** g
2個 60g

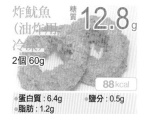

88 kcal

● 蛋白質：6.4g ● 鹽分：0.5g
● 脂肪：1.2g

炸蝦
(油炸用冷凍)
糖質 **8.1** g
2條 40g

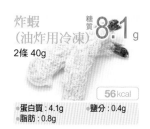

56 kcal

● 蛋白質：4.1g ● 鹽分：0.4g
● 脂肪：0.8g

魚柳條
(油炸用冷凍)
糖質 **7.7** g
1個 40g

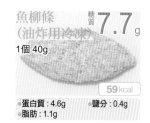

59 kcal

● 蛋白質：4.6g ● 鹽分：0.4g
● 脂肪：1.1g

炸肉餅
(油炸用
冷凍)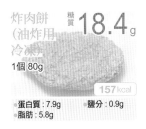

糖質 **18.4** g

1個 80g

157 kcal

● 蛋白質：7.9g　● 鹽分：0.9g
● 脂肪：5.8g

餃子(冷凍)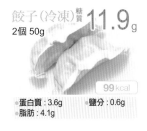

糖質 **11.9** g

2個 50g

99 kcal

● 蛋白質：3.6g　● 鹽分：0.6g
● 脂肪：4.1g

燒賣(冷凍)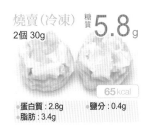

糖質 **5.8** g

2個 30g

65 kcal

● 蛋白質：2.8g　● 鹽分：0.4g
● 脂肪：3.4g

漢堡排
(冷凍)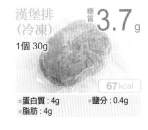

糖質 **3.7** g

1個 30g

67 kcal

● 蛋白質：4g　● 鹽分：0.4g
● 脂肪：4g

肉丸(冷凍)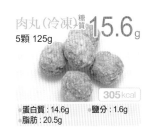

糖質 **15.6** g

5顆 125g

305 kcal

● 蛋白質：14.6g　● 鹽分：1.6g
● 脂肪：20.5g

甜納豆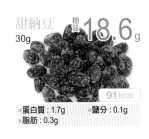

糖質 **18.6** g

30g

91 kcal

● 蛋白質：1.7g　● 鹽分：0.1g
● 脂肪：0.3g

紅豆餡
生八橋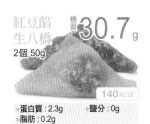

糖質 **30.7** g

2個 50g

140 kcal

● 蛋白質：2.3g　● 鹽分：0
● 脂肪：0.2g

杏仁豆腐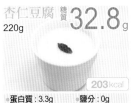

糖質 **32.8** g

220g

203 kcal

● 蛋白質：3.3g　● 鹽分：0
● 脂肪：6.7g

市售食品

紅豆餅

1個 70g

糖質 **32.6**g

155kcal

- 蛋白質：3.2g
- 脂肪：0.7g
- 鹽分：0.1g

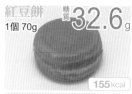

外郎餅

2片 100g

糖質 **44**g

183kcal

- 蛋白質：1.1g
- 脂肪：0.2g
- 鹽分：0g

※ 譯註：「外郎餅」一般是以米粉等穀粉為原材料，並在其中加入砂糖和湯水進行攪拌，然後壓製成特定形狀蒸製而成。

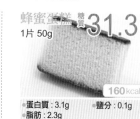

柏餅

1個 50g

糖質 **22.5**g

103kcal

- 蛋白質：2g
- 脂肪：0.2g
- 鹽分：0.1g

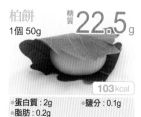

蜂蜜蛋糕

1片 50g

糖質 **31.3**g

160kcal

- 蛋白質：3.1g
- 脂肪：2.3g
- 鹽分：0.1g

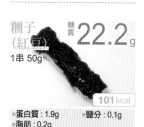

草餅

1個 50g

糖質 **25.1**g

115kcal

- 蛋白質：2.1g
- 脂肪：0.2g
- 鹽分：0g

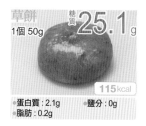

糰子（紅豆）

1串 50g

糖質 **22.2**g

101kcal

- 蛋白質：1.9g
- 脂肪：0.2g
- 鹽分：0.1g

糰子（醬油）

1串 50g

糖質 **22.5**g

99kcal

- 蛋白質：1.6g
- 脂肪：0.2g
- 鹽分：0.3g

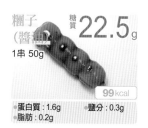

紅豆年糕湯

年糕40g、紅豆湯140g

糖質 **70.8**g

350kcal

- 蛋白質：7.5g
- 脂肪：0.9g
- 鹽分：0.1g

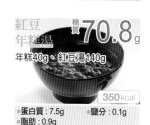

櫻餅
（關西口味）
糖質 **22.2** g
1個 50g

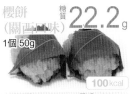

100 kcal

蛋白質：1.7g　鹽分：0.1g
脂肪：0.1g

鯛魚燒
糖質 **41.9** g
90g

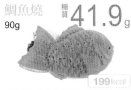

199 kcal

蛋白質：4.1g　鹽分：0.1g
脂肪：0.9g

大福
糖質 **25.2** g
1個 50g

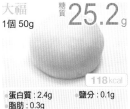

118 kcal

蛋白質：2.4g　鹽分：0.1g
脂肪：0.3g

蛋塔
糖質 **30.4** g
1個 100g

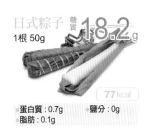

262 kcal

蛋白質：4.2g　鹽分：0.4g
脂肪：13.2g

日式粽子
糖質 **18.2** g
1根 50g

77 kcal

蛋白質：0.7g　鹽分：0g
脂肪：0.1g

銅鑼燒
糖質 **38.9** g
1個 70g

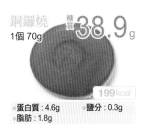

199 kcal

蛋白質：4.6g　鹽分：0.3g
脂肪：1.8g

中式包子
（紅豆餡）
糖質 **38.8** g
1個 80g

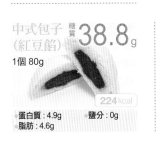

224 kcal

蛋白質：4.9g　鹽分：0g
脂肪：4.6g

中式包子
（肉餡）
糖質 **32.2** g
1個 80g

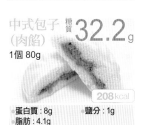

208 kcal

蛋白質：8g　鹽分：1g
脂肪：4.1g

市售食品

最中
1個 40g

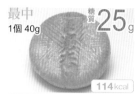

糖質 **25**g

114kcal

- 蛋白質：1.9g
- 脂肪：0.2g
- 鹽分：0g

※ 譯註：「最中」是一種日本甜食，做法是將糯米粉溶於水中桿成薄皮，放入模型中烤製成型，最後再將紅豆餡填入烤好的外皮中。

水羊羹
1個 60g

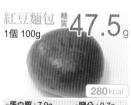

糖質 **22.7**g

103kcal

- 蛋白質：1.6g
- 脂肪：0.1g
- 鹽分：0.1g

黑糖花林糖・黑糖寸棗
50g

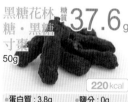

糖質 **37.6**g

220kcal

- 蛋白質：3.8g
- 脂肪：5.8g
- 鹽分：0g

炸仙貝
5個 25g

糖質 **17.7**g

116kcal

- 蛋白質：1.4g
- 脂肪：4.4g
- 鹽分：0.3g

鹹仙貝
1片 10g

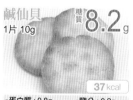

糖質 **8.2**g

37kcal

- 蛋白質：0.8g
- 脂肪：0.1g
- 鹽分：0.2g

紅豆麵包
1個 100g

糖質 **47.5**g

280kcal

- 蛋白質：7.9g
- 脂肪：5.3g
- 鹽分：0.7g

果醬麵包
1個 80g

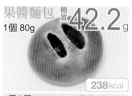

糖質 **42.2**g

238kcal

- 蛋白質：5.3g
- 脂肪：4.6g
- 鹽分：0.6g

泡芙
1個 60g

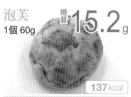

糖質 **15.2**g

137kcal

- 蛋白質：3.6g
- 脂肪：6.8g
- 鹽分：0.1g

海綿蛋糕 糖質 **37.1**g
70g

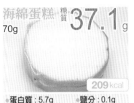

209kcal

● 蛋白質：5.7g　　● 鹽分：0.1g
● 脂肪：3.9g

水果蛋糕 糖質 **44.1**g
100g

332kcal

● 蛋白質：7.2g　　● 鹽分：0.2g
● 脂肪：13.8g

甜甜圈 糖質 **21.2**g
50g

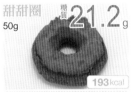

193kcal

● 蛋白質：3.6g　　● 鹽分：0.4g
● 脂肪：10.1g

蘋果派 糖質 **31.4**g
100g

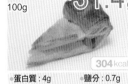

304kcal

● 蛋白質：4g　　● 鹽分：0.7g
● 脂肪：17.5g

鬆餅 糖質 **22.1**g
1片 50g

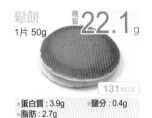

131kcal

● 蛋白質：3.9g　　● 鹽分：0.4g
● 脂肪：2.7g

鬆餅
卡士達
奶油內餡 糖質 **15.2**g
1個 40g

101kcal

● 蛋白質：2.9g　　● 鹽分：0.1g
● 脂肪：3.2g

卡士達
布丁 糖質 **14.7**g
100g

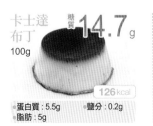

126kcal

● 蛋白質：5.5g　　● 鹽分：0.2g
● 脂肪：5g

柳橙果凍 糖質 **19.6**g
100g

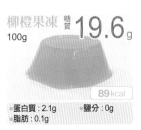

89kcal

● 蛋白質：2.1g　　● 鹽分：0g
● 脂肪：0.1g

咖啡凍
90g

糖質 **9.4** g

43 kcal

蛋白質：1.4g　鹽分：0g
脂肪：0g

威化餅
1片 5g

糖質 **3.7** g

23 kcal

蛋白質：0.4g　鹽分：0.1g
脂肪：0.7g

法式酥餅
1片 10g

糖質 **7.2** g

47 kcal

蛋白質：0.6g　鹽分：0g
脂肪：1.7g

原味餅乾
6片 18g

糖質 **13** g

77 kcal

蛋白質：1.9g　鹽分：0.3g
脂肪：1.8g

英式餅乾(硬)
1片 8g

糖質 **6** g

35 kcal

蛋白質：0.6g　鹽分：0.1g
脂肪：0.8g

洋芋片
1袋 85g

糖質 **44.6** g

459 kcal

蛋白質：4.9g　鹽分：0.8g
脂肪：27.2g

牛奶糖
1個 3g

糖質 **2.3** g

13 kcal

蛋白質：0.1g　鹽分：0g
脂肪：0.4g

藥丸形狀糖果
30g

糖質 **27.7** g

112 kcal

蛋白質：0g　鹽分：0.1g
脂肪：0.2g

棉花糖

1顆 5g

糖質 **4**g

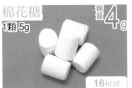

16 kcal

- 蛋白質：0.1g
- 脂肪：0g
- 鹽分：0g

牛奶 巧克力

1片 65g

糖質 **33.7**g

363 kcal

- 蛋白質：4.5g
- 脂肪：22.2g
- 鹽分：0.1g

口香糖 （片裝）

1片 3g

糖質 **2.9**g

12 kcal

- 蛋白質：0g
- 脂肪：0g
- 鹽分：0g

Calorie Mate （巧克力口味）

1盒4根裝

糖質 **40**g

400 kcal

- 蛋白質：8.7g
- 脂肪：22.4g
- 鹽分：0.8g

SOYJOY 營養棒 （杏仁&巧克力）

1條 30g

糖質 **7.1**g

146 kcal

- 蛋白質：5.4g
- 脂肪：9.9g
- 鹽分：0.1～0.2g

SOYJOY 酥脆營養棒 （白胡桃）

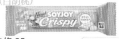

1條 25g

糖質 **5.9**g

133 kcal

- 蛋白質：6.2g
- 脂肪：9.1g
- 鹽分：0.1～0.2g

能量果凍飲

1包 100g

糖質 **13**g

90 kcal

- 蛋白質：10g
- 脂肪：0g
- 鹽分：0.1g

Jog Mate 蛋白質 果凍飲

1包 180g

糖質 **14.3**g

100 kcal

- 蛋白質：10.2g
- 脂肪：0g
- 鹽分：0.1g

市售食品

119

我們承諾學員結果！
RIZAP健身中心的六個支援體制

Support 1
RIZAP 總公司

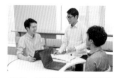

日復一日地探索讓學員滿意
的服務，並交流討論各式各
樣的意見。

Support 2
教練

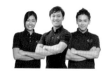

從開始到達成目標都持續提
供協助，目標是成為能讓學
員信任的夥伴。

Support 3
與醫療機構合作

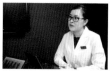

與醫療機構合作並與大學合
作進行研究的 RIZAP 健身中
心，重視您的安全，力求使
學員無後顧之憂。

Support 4
營養支援中心

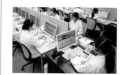

以豐富的營養層面知識，徹
底支援訓練期間學員的身體
情況和問題。

Support 5
諮詢員

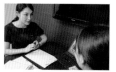

貼近學員的心，
消除煩惱及不安。

Support 6
客服中心

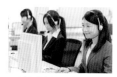

可以為您解答入會前所有煩
惱與疑問的諮詢窗口。

Part

8

常見料理・外食

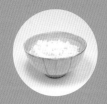

常見料理・外食 ▶P.122

白飯
150g

糖質 **55.2** g

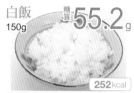

252 kcal

- 蛋白質：3.8g
- 脂肪：0.5g
- 鹽分：0g
- GI值：84

五穀飯
150g

糖質 **44.4** g

243 kcal

- 蛋白質：8.6g
- 脂肪：1.9g
- 鹽分：0g

玄米
150g

糖質 **51.3** g

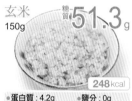

248 kcal

- 蛋白質：4.2g
- 脂肪：1.5g
- 鹽分：0g
- GI值：58

粥（白粥）
250g

糖質 **39** g

178 kcal

- 蛋白質：2.8g
- 脂肪：0.3g
- 鹽分：0g
- GI值：57

紅豆飯
糯米180g、
汆燙紅豆17g

糖質 **68.4** g

333 kcal

- 蛋白質：6.2g
- 脂肪：1.3g
- 鹽分：0.8g
- GI值：77

海苔茶泡飯
白飯200g、
煎茶200g、
海苔0.5g

糖質 **74.9** g

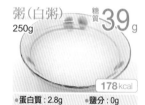

348 kcal

- 蛋白質：5.8g
- 脂肪：0.9g
- 鹽分：1g

日式炊飯
白飯180g、
雞胸肉20g、
蒟蒻15g

糖質 **67.9** g

358 kcal

- 蛋白質：10.6g
- 脂肪：2g
- 鹽分：1g

野菜糯米飯
糯米120g、
雞腿肉15g、
紅蘿蔔10g

糖質 **49.1** g

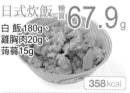

274 kcal

- 蛋白質：8g
- 脂肪：1.4g
- 鹽分：1.8g

三角飯糰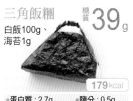
白飯100g、
海苔1g

糖質 **39**g

179kcal

- 蛋白質：2.7g
- 脂肪：0.3g
- 鹽分：0.5g
- GI值：80

烤飯糰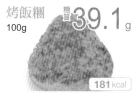
100g

糖質 **39.1**g

181kcal

- 蛋白質：3.1g
- 脂肪：0.3g
- 鹽分：1g
- GI值：77

烤肉
牛排(生)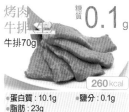
牛排70g

糖質 **0.1**g

260kcal

- 蛋白質：10.1g
- 脂肪：23g
- 鹽分：0.1g

烤肉里肌肉
(生)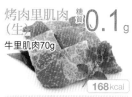
牛里肌肉70g

糖質 **0.1**g

168kcal

- 蛋白質：12.5g
- 脂肪：12.2g
- 鹽分：0.1g

烤肉
橫膈膜(生)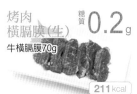
牛橫膈膜70g

糖質 **0.2**g

211kcal

- 蛋白質：10.4g
- 脂肪：17.6g
- 鹽分：0.1g

烤肉
松阪豬(生)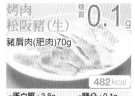
豬肩肉(肥肉)70g

糖質 **0.1**g

482kcal

- 蛋白質：3.8g
- 脂肪：49.5g
- 鹽分：0.1g

烤肉
牛舌(生)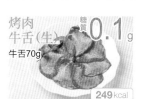
牛舌70g

糖質 **0.1**g

249kcal

- 蛋白質：9.3g
- 脂肪：22.3g
- 鹽分：0.1g

烤肉
肉膾(生)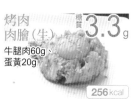
牛腿肉60g、
蛋黃20g

糖質 **3.3**g

256kcal

- 蛋白質：15.9g
- 脂肪：18.8g
- 鹽分：1.5g

常見料理・外食

123

韓式拌飯 糖質 97.8 g

白飯250g、
菠菜50g、
豆芽50g

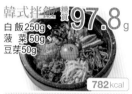

782 kcal

● 蛋白質：21.3g ● 鹽分：3.3g
● 脂肪：29g

韓式排骨湯飯 糖質 80.1 g

白飯200g、
牛五花肉45g、
豆芽50g

616 kcal

● 蛋白質：15.8g ● 鹽分：3.6g
● 脂肪：21.6g

燒烤雞腿（醬燒） 糖質 0.9 g

雞腿肉50g

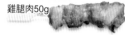

79 kcal

● 蛋白質：10.9g ● 鹽分：0.4g
● 脂肪：3g

燒烤雞肉夾蔥（醬燒） 糖質 1.8 g

雞胸肉35g、
蔥15g

62 kcal

● 蛋白質：7.9g ● 鹽分：0.4g
● 脂肪：2.1g

燒烤雞皮（醬燒） 糖質 0.9 g

雞皮45g

237 kcal

● 蛋白質：3.2g ● 鹽分：0.4g
● 脂肪：23.2g

燒烤肝臟（醬燒） 糖質 0.3 g

雞肝45g

50 kcal

● 蛋白質：8.5g ● 鹽分：0.2g
● 脂肪：1.4g

燒烤雞胗 糖質 0.1 g

雞砂囊50g

47 kcal

● 蛋白質：9.2g ● 鹽分：0.2g
● 脂肪：0.9g

炸串牛肉 糖質 14.7 g

牛肩里肌肉
60g、雞蛋25g、
低筋麵粉10g

361 kcal

● 蛋白質：16g ● 鹽分：0.5g
● 脂肪：24.6g

炸串豬肉
糖質 **14.7** g

豬肩里肌肉 60g、雞蛋25g、低筋麵粉10g

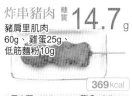

369 kcal

● 蛋白質：15.6g　● 鹽分：0.5g
● 脂肪：25.7g

炸串雞柳
糖質 **3.5** g

雞柳40g、雞蛋5g、低筋麵粉3g

96 kcal

● 蛋白質：10.4g　● 鹽分：0.4g
● 脂肪：4g

炸串鵪鶉蛋
糖質 **1.8** g

鵪鶉蛋30g、雞蛋2.5g、低筋麵粉1g

95 kcal

● 蛋白質：3.9g　● 鹽分：0.2g
● 脂肪：7.6g

鮪魚握壽司(2貫)
糖質 **15.8** g

白飯40g、鮪魚瘦肉30g

109 kcal

● 蛋白質：8.9g　● 鹽分：0.3g
● 脂肪：0.5g

鮭魚握壽司(2貫)
糖質 **15.8** g

白飯40g、白鮭魚40g

125 kcal

● 蛋白質：9.9g　● 鹽分：0.4g
● 脂肪：1.8g

甜蝦握壽司(2貫)
糖質 **15.8** g

白飯40g、甜蝦30g

98 kcal

● 蛋白質：6.9g　● 鹽分：0.5g
● 脂肪：0.2g

蔥花鮪魚軍艦壽司(2貫)
糖質 **16** g

白飯40g、鮪魚瘦肉30g

111 kcal

● 蛋白質：9.2g　● 鹽分：0.3g
● 脂肪：0.6g

鮭魚卵軍艦壽司(2貫)
糖質 **16.1** g

白飯40g、鮭魚卵30g

156 kcal

● 蛋白質：11.1g　● 鹽分：1g
● 脂肪：4.8g

小黃瓜
壽司捲
糖質 **41.2** g
白飯100g、
小黃瓜40g、
海苔4g
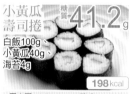
198 kcal
- 蛋白質：4.5g
- 脂肪：0.5g
- 鹽分：1.4g

稻荷壽司
（2個）
糖質 **36.8** g
白飯70g、
豆皮20g
262 kcal
- 蛋白質：7g
- 脂肪：7.6g
- 鹽分：1.3g

散壽司
糖質 **106.9** g
白飯250g、
雞蛋25g、
蝦子30g、
章魚20g
615 kcal
- 蛋白質：24.5g
- 脂肪：6.6g
- 鹽分：3.7g

咖哩飯
糖質 **112.4** g
白飯250g、
豬肩里肌肉60g、
馬鈴薯50g
819 kcal
- 蛋白質：20.3g
- 脂肪：27.8g
- 鹽分：2.3g

蔬菜咖哩
糖質 **116.9** g
白飯250g、
茄子70g、
洋蔥30g
695 kcal
- 蛋白質：10.2g
- 脂肪：16.6g
- 鹽分：2g

牛肉燴飯
糖質 **108.4** g
白飯250g、
牛肩肉50g、
洋蔥75g
764 kcal
- 蛋白質：18.1g
- 脂肪：24.8g
- 鹽分：2.5g

蛋包飯
糖質 **102.4** g
白飯250g、
雞蛋100g、
雞腿肉40g
849 kcal
- 蛋白質：26.1g
- 脂肪：32.9g
- 鹽分：3.4g

雞肉焗飯
糖質 **109.5** g
白飯250g、
雞胸肉50g、
洋蔥40g
763 kcal
- 蛋白質：23.5g
- 脂肪：22.6g
- 鹽分：3.5g

親子蓋飯

白飯250g、
雞胸肉60g、
雞蛋50g

糖質 **101.1**g

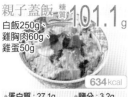

634kcal

● 蛋白質：27.1g　● 鹽分：3.2g
● 脂肪：9.5g

炸豬排蓋飯

白飯250g、
豬里肌肉100g、
雞蛋50g

糖質 **111.5**g

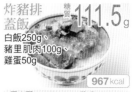

967kcal

● 蛋白質：36.8g　● 鹽分：3.8g
● 脂肪：36.9g

牛肉蓋飯

白飯250g、
牛五花肉80g、
蒟蒻絲40g

糖質 **110.2**g

814kcal

● 蛋白質：20.4g　● 鹽分：3.6g
● 脂肪：27.1g

中華蓋飯

白飯250g、
豬肩里肌肉
40g、鵪鶉
蛋20g

糖質 **105.7**g

789kcal

● 蛋白質：19.1g　● 鹽分：2.6g
● 脂肪：27.6g

炒飯

白飯250g、
雞蛋50g、
里肌火腿20g

糖質 **95.2**g

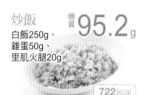

722kcal

● 蛋白質：17.1g　● 鹽分：2.6g
● 脂肪：26.8g

醬油拉麵

中華麵‧
拉麵230g、
叉燒30g、
筍乾20g

糖質 **68.3**g

483kcal

● 蛋白質：21.9g　● 鹽分：5.6g
● 脂肪：9.6g

鹽味拉麵

中華麵‧
拉麵230g、
筍乾20g、
蔥花10g

糖質 **66.9**g

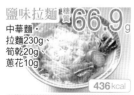

436kcal

● 蛋白質：16.6g　● 鹽分：5.1g
● 脂肪：7.2g

豚骨拉麵

中華麵‧
拉麵230g、
叉燒40g、
豆芽20g

糖質 **71.5**g

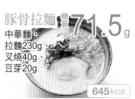

645kcal

● 蛋白質：32.3g　● 鹽分：6.4g
● 脂肪：20.9g

味噌拉麵

糖質 **73.6**g

中華麵：
拉麵230g、
叉燒50g、
筍乾20g

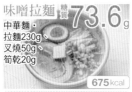

675kcal

●蛋白質：31.5g　　●鹽分：7g
●脂肪：23.3g

烏龍湯麵

糖質 **63.1**g

烏龍麵240g、
蔥花5g

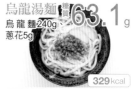

329kcal

●蛋白質：8.5g　　●鹽分：6g
●脂肪：1g

豆皮烏龍麵

糖質 **66.3**g

烏龍麵220g、
豆皮12g、
鳴門卷20g

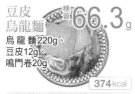

374kcal

●蛋白質：11.6g　　●鹽分：5.9g
●脂肪：3.8g

月見烏龍麵

糖質 **58.1**g

烏龍麵220g、
蛋黃20g

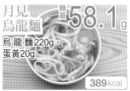

389kcal

●蛋白質：13g　　●鹽分：5.4g
●脂肪：7.8g

咖哩烏龍麵

糖質 **66.4**g

烏龍麵220g、
豬腿肉50g、
咖哩粉2g

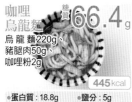

445kcal

●蛋白質：18.8g　　●鹽分：5g
●脂肪：6.3g

蕎麥湯麵

糖質 **55.5**g

蕎麥麵180g、
蔥花10g

320kcal

●蛋白質：11.3g　　●鹽分：4.6g
●脂肪：1.8g

天婦羅蕎麥麵

糖質 **70.6**g

蕎麥麵180g、
蝦子50g、
雞蛋15g

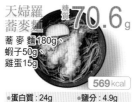

569kcal

●蛋白質：24g　　●鹽分：4.9g
●脂肪：15.8g

野菜蕎麥麵

糖質 **55**g

蕎麥麵180g、
野菜20g、
滑菇5g

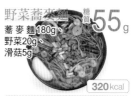

320kcal

●蛋白質：11.5g　　●鹽分：4.6g
●脂肪：1.9g

香蔥鴨胸蕎麥湯麵

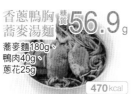

糖質 **56.9** g

蕎麥麵180g、
鴨肉40g、
蔥花25g

470 kcal

- 蛋白質：28.8g
- 脂肪：9.3g
- 鹽分：5g

炒烏龍麵

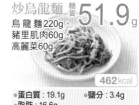

糖質 **51.9** g

烏龍麵220g、
豬里肌肉60g、
高麗菜60g

462 kcal

- 蛋白質：19.1g
- 脂肪：16.6g
- 鹽分：3.4g

日式炒麵

糖質 **67.4** g

麵150g、
高麗菜100g、
豬腿肉40g

553 kcal

- 蛋白質：19.4g
- 脂肪：19g
- 鹽分：3.4g

番茄肉醬義大利麵

糖質 **78.8** g

義大利麵230g、
番茄肉醬90g

595 kcal

- 蛋白質：17.2g
- 脂肪：19.5g
- 鹽分：4.2g

日式拿坡里義大利麵

糖質 **83.9** g

義大利麵240g、
培根20g、
番茄醬45g

678 kcal

- 蛋白質：16.5g
- 脂肪：26g
- 鹽分：5.2g

奶油蛋黃培根義大利麵

糖質 **74.1** g

義大利麵240g、
培根35g、雞蛋50g

855 kcal

- 蛋白質：26.9g
- 脂肪：45.3g
- 鹽分：5.2g

蒜香橄欖油義大利麵

糖質 **75.1** g

義大利麵240g、
蒜頭10g、
辣椒1g

583 kcal

- 蛋白質：14.1g
- 脂肪：20.4g
- 鹽分：6.8g

和風鱈魚子義大利麵

糖質 **73.6** g

義大利麵240g、
鱈魚子40g

535 kcal

- 蛋白質：22.9g
- 脂肪：12.2g
- 鹽分：4.9g

速食漢堡 糖質 31.8 g

漢堡麵包50g、
牛豬絞肉30g、
萵苣7g

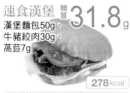

278 kcal

- 蛋白質：11.2g
- 脂肪：10.6g
- 鹽分：1.7g

速食 起司漢堡 糖質 31.9 g

漢堡麵包50g、
牛豬絞肉30g、
起司15g、
萵苣7g

328 kcal

- 蛋白質：14.5g
- 脂肪：14.5g
- 鹽分：2.1g

速食薯條 糖質 16.5 g

馬鈴薯100g

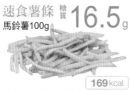

169 kcal

- 蛋白質：1.7g
- 脂肪：10.1g
- 鹽分：1g

焗烤 通心粉 糖質 67.6 g

通心粉170g、
牛奶200g、
起司30g

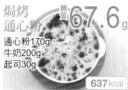

637 kcal

- 蛋白質：26.4g
- 脂肪：25.5g
- 鹽分：4g

焗烤海鮮 糖質 28.6 g

通心粉50g、
蝦子20g、
魷魚30g

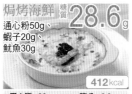

412 kcal

- 蛋白質：26g
- 脂肪：19.8g
- 鹽分：2.9g

日式 什錦麵 糖質 71.4 g

中華麵‧
拉麵230g、
豬腿肉30g、
蝦子20g

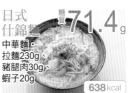

638 kcal

- 蛋白質：29.5g
- 脂肪：21.1g
- 鹽分：5.8g

冷麵 糖質 91.3 g

麵150g、
雞蛋25g、
小黃瓜25g

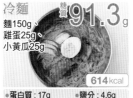

614 kcal

- 蛋白質：17g
- 脂肪：18.7g
- 鹽分：4.6g

廣島燒 糖質 80.4 g

中華麵‧
拉麵75g、
低筋麵粉50g、
高麗菜40g

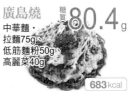

683 kcal

- 蛋白質：22.8g
- 脂肪：25.7g
- 鹽分：3.1g

什錦燒（肉）

糖質 **50** g

中華麵·拉麵40g、
低筋麵粉50g、
豬五花肉30g、
高麗菜40g

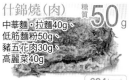

694 kcal

- 蛋白質：19.8g
- 脂肪：35.5g
- 鹽分：2.3g

章魚燒（8顆）

糖質 **41.8** g

低筋麵粉48g、
雞蛋60g、
章魚36g

389 kcal

- 蛋白質：22.2g
- 脂肪：12.2g
- 鹽分：1.8g

法蘭克福腸（熱狗）

糖質 **6.3** g

法蘭克福腸60g、番茄醬10g

209 kcal

- 蛋白質：7.8g
- 脂肪：16.8g
- 鹽分：1.5g

美式熱狗

糖質 **26.5** g

維也納
香腸40g、
番茄醬10g

331 kcal

- 蛋白質：10.3g
- 脂肪：19.9g
- 鹽分：1.4g

比薩

糖質 **143.6** g

低筋麵粉
160g、起司160g、
蝦子120g

1760 kcal

- 蛋白質：98.6g
- 脂肪：78.7g
- 鹽分：8.8g

法國吐司

糖質 **33.3** g

吐司60g、
牛奶75g、
雞蛋25g

332 kcal

- 蛋白質：11.2g
- 脂肪：16.2g
- 鹽分：1.1g

三明治（火腿·雞蛋）

糖質 **37.3** g

吐司80g、里肌火
腿40g、雞蛋20g

388 kcal

- 蛋白質：16.8g
- 脂肪：17.9g
- 鹽分：2.4g

豬排三明治

糖質 **34.1** g

吐司60g、
炸豬排65g

422 kcal

- 蛋白質：19.2g
- 脂肪：21.4g
- 鹽分：2.3g

常見料理·外食

131

熱狗堡

熱狗堡麵包
45g、熱狗40g

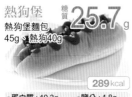

糖質 **25.7** g

289 kcal

- 蛋白質：10.3g
- 脂肪：15.6g
- 鹽分：1.8g

高湯蛋捲

35g

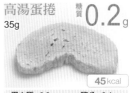

糖質 **0.2** g

45 kcal

- 蛋白質：3.9g
- 脂肪：3.2g
- 鹽分：0.4g

日式雞蛋燒

70g

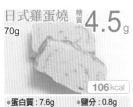

糖質 **4.5** g

106 kcal

- 蛋白質：7.6g
- 脂肪：6.4g
- 鹽分：0.8g

歐姆蛋

雞蛋100g、
牛奶15g

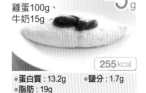

糖質 **5** g

255 kcal

- 蛋白質：13.2g
- 脂肪：19g
- 鹽分：1.7g

荷包蛋

雞蛋50g

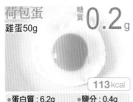

糖質 **0.2** g

113 kcal

- 蛋白質：6.2g
- 脂肪：9.2g
- 鹽分：0.4g

芙蓉蛋

雞蛋100g、
雪蟹20g

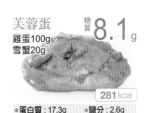

糖質 **8.1** g

281 kcal

- 蛋白質：17.3g
- 脂肪：18.5g
- 鹽分：2.6g

茶碗蒸

雞蛋30g、
雞柳20g

糖質 **4.8** g

114 kcal

- 蛋白質：14.1g
- 脂肪：3.5g
- 鹽分：2g

麻婆豆腐

豆腐100g、
牛豬絞肉20g

糖質 **6.6** g

245 kcal

- 蛋白質：11.7g
- 脂肪：17.6g
- 鹽分：2g

燉煮凍豆腐

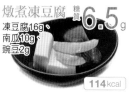

凍豆腐16g、
南瓜10g、
豌豆2g

糖質 **6.5** g

114 kcal

- 蛋白質：8.6g
- 脂肪：5.5g
- 鹽分：0.8g

日式炸雞

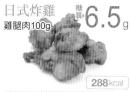

雞腿肉100g

糖質 **6.5** g

288 kcal

- 蛋白質：17.8g
- 脂肪：19.3g
- 鹽分：1.6g

日式炸雞翅
（2隻）

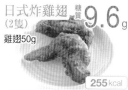

雞翅50g

糖質 **9.6** g

255 kcal

- 蛋白質：10g
- 脂肪：18.3g
- 鹽分：0.5g

日式炸雞軟骨

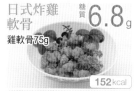

雞軟骨75g

糖質 **6.8** g

152 kcal

- 蛋白質：10.5g
- 脂肪：8.4g
- 鹽分：1.8g

炸豬排

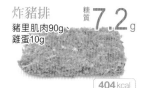

豬里肌肉90g、
雞蛋10g

糖質 **7.2** g

404 kcal

- 蛋白質：20g
- 脂肪：30.9g
- 鹽分：0.8g

炸肉餅

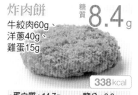

牛絞肉60g、
洋蔥40g、
雞蛋15g

糖質 **8.4** g

338 kcal

- 蛋白質：14.7g
- 脂肪：25.7g
- 鹽分：0.8g

牛排

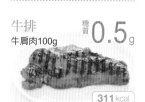

牛肩肉100g

糖質 **0.5** g

311 kcal

- 蛋白質：18g
- 脂肪：24.3g
- 鹽分：0.9g

美式炸雞

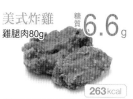

雞腿肉80g

糖質 **6.6** g

263 kcal

- 蛋白質：15.7g
- 脂肪：17.5g
- 鹽分：1.6g

漢堡排套餐

糖質 **15.5** g

牛絞肉100g、
紅蘿蔔40g

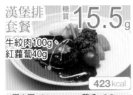

423 kcal

- 蛋白質：21g
- 脂肪：28.3g
- 鹽分：2.5g

和風漢堡排套餐

糖質 **11.1** g

牛絞肉100g、
白蘿蔔40g

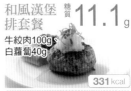

331 kcal

- 蛋白質：23.8g
- 脂肪：19.1g
- 鹽分：2.1g

生馬肉

糖質 **1.9** g

馬肉70g、
醬油6g

87 kcal

- 蛋白質：14.7g
- 脂肪：1.8g
- 鹽分：1.1g

糖醋肉

糖質 **18.1** g

豬肩肉80g、
洋蔥40g、
紅蘿蔔25g

444 kcal

- 蛋白質：16.6g
- 脂肪：31.6g
- 鹽分：2.6g

烘肉捲

糖質 **24.6** g

牛豬絞肉120g、
洋蔥50g、
雞蛋15g

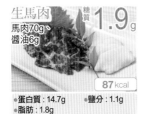

532 kcal

- 蛋白質：23.7g
- 脂肪：33g
- 鹽分：3.7g

青椒鑲肉

糖質 **11.6** g

青椒60g、
牛豬絞肉75g、
洋蔥25g

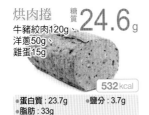

302 kcal

- 蛋白質：16.5g
- 脂肪：19.3g
- 鹽分：1g

高麗菜捲（2個）

糖質 **9.5** g

牛絞肉33g、
洋蔥20g、
雞蛋12g

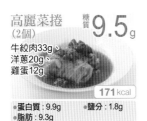

171 kcal

- 蛋白質：9.9g
- 脂肪：9.3g
- 鹽分：1.8g

薑燒豬肉

糖質 **3.4** g

豬里肌肉90g、
薑3g

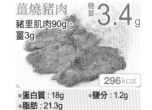

296 kcal

- 蛋白質：18g
- 脂肪：21.3g
- 鹽分：1.2g

煎餃(4個) 糖質 **27.7** g

豬絞肉72g、
韭菜8g、
餃子皮48g

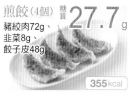

355kcal

● 蛋白質：17.7g ● 鹽分：1g
● 脂肪：16.9g

燒賣(4個) 糖質 **27** g

豬絞肉50g、
燒賣皮12g

301kcal

● 蛋白質：13g ● 鹽分：1.8g
● 脂肪：15.7g

炸春捲 糖質 **35.8** g
（3個）

豬腿肉80g、
春捲皮44g

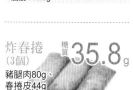

568kcal

● 蛋白質：24g ● 鹽分：2g
● 脂肪：3.3g

韭菜炒牛肝 糖質 **8.9** g

牛肝70g、
豆芽100g、
韭菜15g

250kcal

● 蛋白質：17.2g ● 鹽分：2.8g
● 脂肪：14.8g

青椒肉絲 糖質 **7.6** g

牛肩肉60g、
青椒50g、
竹筍20g

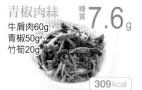

309kcal

● 蛋白質：13.1g ● 鹽分：2.3g
● 脂肪：22.6g

豬肉沙拉 糖質 **6.3** g

豬肩肉100g、
萵苣20g、
番茄25g

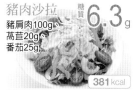

381kcal

● 蛋白質：18.9g ● 鹽分：0.4g
● 脂肪：29.6g

腰果 糖質 **14.5** g
炒雞丁

雞腿肉60g、
腰果15g

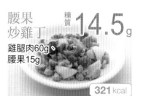

321kcal

● 蛋白質：14g ● 鹽分：1.2g
● 脂肪：21.8g

日式棒棒雞 糖質 **5.5** g

雞胸肉80g、
小黃瓜40g

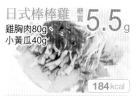

184kcal

● 蛋白質：21.2g ● 鹽分：2.4g
● 脂肪：7.3g

涮涮鍋

牛肩肉100g、
白菜100g、
豆腐100g

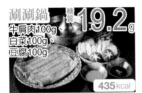

糖質 **19.2** g

435 kcal

● 蛋白質：29.1g ● 鹽分：1.7g
● 脂肪：24.2g

日式雞肉鍋

雞腿肉60g、
白菜80g、
水菜20g

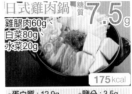

糖質 **7.5** g

175 kcal

● 蛋白質：12.9g ● 鹽分：3.5g
● 脂肪：8.7g

壽喜燒

牛肩肉80g、
白菜70g

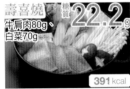

糖質 **22.2** g

391 kcal

● 蛋白質：23g ● 鹽分：3.6g
● 脂肪：20g

牛腸鍋

牛腸100g、
韭菜70g

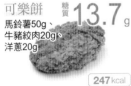

糖質 **16.3** g

468 kcal

● 蛋白質：19.5g ● 鹽分：4.2g
● 脂肪：32.2g

可樂餅

馬鈴薯50g、
牛豬絞肉20g、
洋蔥20g

糖質 **13.7** g

247 kcal

● 蛋白質：5.8g ● 鹽分：0.4g
● 脂肪：17.8g

鹽烤鮭魚

紅鮭80g

糖質 **0.1** g

110 kcal

● 蛋白質：18g ● 鹽分：1.1g
● 脂肪：3.6g

鹽烤竹筴魚

竹筴魚
(剖開曬乾) 60g

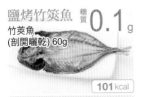

糖質 **0.1** g

101 kcal

● 蛋白質：12.1g ● 鹽分：1g
● 脂肪：5.3g

烤鯖魚

鯖魚70g

糖質 **0.2** g

198 kcal

● 蛋白質：16.5g ● 鹽分：1.2g
● 脂肪：13.4g

照燒魚肉 糖質 **2.5**g
青甘魚80g、
醬油4g、
味醂4g

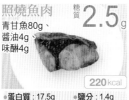

220 kcal

- 蛋白質：17.5g ● 鹽分：1.4g
- 脂肪：14.1g

紙包鱈魚 糖質 **3.5**g
鱈魚60g、
洋蔥30g、
檸檬10g

82 kcal

- 蛋白質：11.1g ● 鹽分：1.2g
- 脂肪：1.9g

香草酥烤魚 糖質 **4.2**g
鱈魚60g、
麵包粉3g、
鼠尾草0.1g

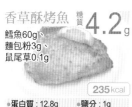

235 kcal

- 蛋白質：12.8g ● 鹽分：1g
- 脂肪：17.7g

燉煮鰈魚 糖質 **4.1**g
黃蓋鰈魚70g、
醬油9g、薑2g

90 kcal

- 蛋白質：14.3g ● 鹽分：1.7g
- 脂肪：0.9g

青甘
魚燉蘿蔔 糖質 **15.3**g
青甘魚80g、
白蘿蔔100g

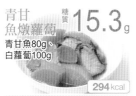

294 kcal

- 蛋白質：18.8g ● 鹽分：1.9g
- 脂肪：14.2g

味噌鯖魚 糖質 **8.2**g
鯖魚80g、
味噌12g

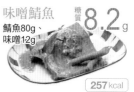

257 kcal

- 蛋白質：18.3g ● 鹽分：1.8g
- 脂肪：14.1g

薑燒沙丁魚 糖質 **5.7**g
沙丁魚60g、
薑10g

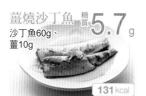

131 kcal

- 蛋白質：12.7g ● 鹽分：1.9g
- 脂肪：5.6g

南蠻醃漬
竹筴魚 糖質 **10.3**g
竹筴魚75g、
洋蔥30g、
紅蘿蔔10g

257 kcal

- 蛋白質：20.7g ● 鹽分：1.5g
- 脂肪：12.9g

※ 譯註：「南蠻醃漬」即為用糖醋、蔥及辣椒作
為醃漬料的一種日式調味手法。

生魚片拼盤 糖質 2.7 g

鮪魚30g、
魷魚20g、
白蘿蔔20g

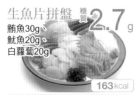

163 kcal

● 蛋白質：26g　● 鹽分：2.3g
● 脂肪：4.4g

鰹魚生魚片（6片） 糖質 3.5 g

鰹魚105g、
白蘿蔔30g

147 kcal

● 蛋白質：29.3g　● 鹽分：2.7g
● 脂肪：0.6g

馬賽魚湯 糖質 7.8 g

番茄罐頭80g、
鱈魚50g、
蝦子40g

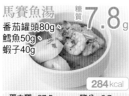

284 kcal

● 蛋白質：27.5g　● 鹽分：2.7g
● 脂肪：12.8g

生鯛魚片冷盤 糖質 4.7 g

鯛魚50g、
洋蔥30g、
橄欖油15g

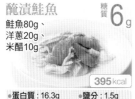

254 kcal

● 蛋白質：11.3g　● 鹽分：0.5g
● 脂肪：19.8g

醃漬鮭魚 糖質 6 g

鮭魚80g、
洋蔥20g、
米醋10g

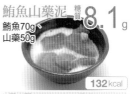

395 kcal

● 蛋白質：16.3g　● 鹽分：1.5g
● 脂肪：32.1g

鮪魚山藥泥 糖質 8.1 g

鮪魚70g、
山藥50g

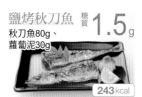

132 kcal

● 蛋白質：20.6g　● 鹽分：1.9g
● 脂肪：1.2g

鹽烤秋刀魚 糖質 1.5 g

秋刀魚80g、
蘿蔔泥30g

243 kcal

● 蛋白質：14.7g　● 鹽分：2.1g
● 脂肪：18.9g

酥炸秋刀魚 糖質 13.3 g

秋刀魚80g、
片栗粉
(太白粉)10g

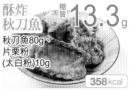

358 kcal

● 蛋白質：15.1g　● 鹽分：1.5g
● 脂肪：24.9g

炸蝦
蝦子30g、
麵包粉2g

糖質 **2.5** g

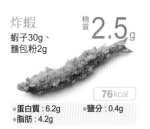

76 kcal

● 蛋白質：6.2g
● 脂肪：4.2g
● 鹽分：0.4g

炸牡蠣
（5個）

牡蠣75g

糖質 **16.4** g

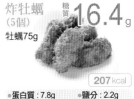

207 kcal

● 蛋白質：7.8g
● 脂肪：11.3g
● 鹽分：2.2g

奶油蟹肉
可樂餅（2個）

雪蟹50g、
洋蔥25g、
牛奶100g

糖質 **25** g

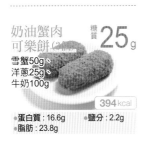

394 kcal

● 蛋白質：16.6g
● 脂肪：23.8g
● 鹽分：2.2g

乾燒明蝦

蝦子100g、
洋蔥25g

糖質 **12.5** g

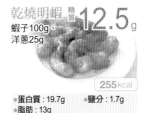

255 kcal

● 蛋白質：19.7g
● 脂肪：13g
● 鹽分：1.7g

糖醋魚

鱈魚80g、
米醋15g

糖質 **18.3** g

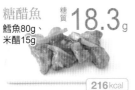

216 kcal

● 蛋白質：15.9g
● 脂肪：7.2g
● 鹽分：2.6g

炸蝦（2隻）

蝦子60g、
低筋麵粉6g、
雞蛋6g

糖質 **4.6** g

145 kcal

● 蛋白質：12.3g
● 脂肪：7.9g
● 鹽分：0.3g

白魚天婦羅

鱈魚50g、
低筋麵粉5g、
雞蛋5g

糖質 **3.7** g

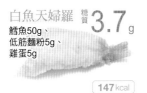

147 kcal

● 蛋白質：9.8g
● 脂肪：9.7g
● 鹽分：0.2g

茄子天婦羅

茄子30g、
低筋麵粉7g、
雞蛋3g

糖質 **6** g

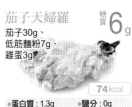

74 kcal

● 蛋白質：1.3g
● 脂肪：4.4g
● 鹽分：0g

日式炸什錦
糖質 **7.7** g

洋蔥30g、
紅蘿蔔15g

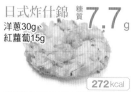

272 kcal

● 蛋白質：2.7g　● 鹽分：0.1g
● 脂肪：24.5g

關東煮 蘿蔔
糖質 **3.7** g

白蘿蔔100g

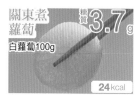

24 kcal

● 蛋白質：0.8g　● 鹽分：0.4g
● 脂肪：0.1g

關東煮 蒟蒻
糖質 **1** g

蒟蒻60g

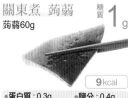

9 kcal

● 蛋白質：0.3g　● 鹽分：0.4g
● 脂肪：0g

關東煮 雞蛋
糖質 **1.1** g

雞蛋55g

89 kcal

● 蛋白質：7.1g　● 鹽分：0.6g
● 脂肪：5.7g

關東煮 海帶結
糖質 **3.4** g

海帶結7g

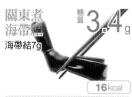

16 kcal

● 蛋白質：0.9g　● 鹽分：0.7g
● 脂肪：0.1g

關東煮 薩摩炸魚餅
糖質 **7.9** g

薩摩炸魚餅50g

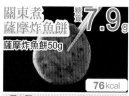

76 kcal

● 蛋白質：6.5g　● 鹽分：1.4g
● 脂肪：1.9g

關東煮 麻糬福袋
糖質 **16.4** g

年糕30g、
豆皮15g、
高湯65g

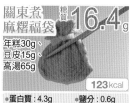

123 kcal

● 蛋白質：4.3g　● 鹽分：0.6g
● 脂肪：3.7g

關東煮 牛筋
糖質 **1** g

牛筋60g

99 kcal

● 蛋白質：17.3g　● 鹽分：0.5g
● 脂肪：2.9g

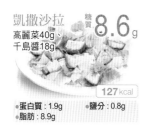

凱撒沙拉

高麗菜40g、
千島醬18g

糖質 **8.6**g

127kcal

● 蛋白質：1.9g ● 鹽分：0.8g
● 脂肪：8.9g

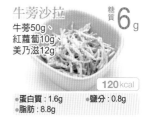

牛蒡沙拉

牛蒡50g、
紅蘿蔔10g、
美乃滋12g

糖質 **6**g

120kcal

● 蛋白質：1.6g ● 鹽分：0.8g
● 脂肪：8.8g

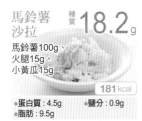

馬鈴薯沙拉

馬鈴薯100g、
火腿15g、
小黃瓜15g

糖質 **18.2**g

181kcal

● 蛋白質：4.5g ● 鹽分：0.9g
● 脂肪：9.5g

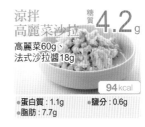

涼拌高麗菜沙拉

高麗菜60g、
法式沙拉醬18g

糖質 **4.2**g

94kcal

● 蛋白質：1.1g ● 鹽分：0.6g
● 脂肪：7.7g

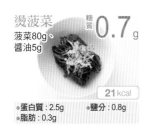

燙菠菜

菠菜80g、
醬油5g

糖質 **0.7**g

21kcal

● 蛋白質：2.5g ● 鹽分：0.8g
● 脂肪：0.3g

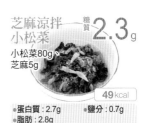

芝麻涼拌小松菜

小松菜80g、
芝麻5g

糖質 **2.3**g

49kcal

● 蛋白質：2.7g ● 鹽分：0.7g
● 脂肪：2.8g

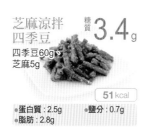

芝麻涼拌四季豆

四季豆60g、
芝麻5g

糖質 **3.4**g

51kcal

● 蛋白質：2.5g ● 鹽分：0.7g
● 脂肪：2.8g

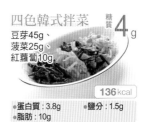

四色韓式拌菜

豆芽45g、
菠菜25g、
紅蘿蔔10g

糖質 **4**g

136kcal

● 蛋白質：3.8g ● 鹽分：1.5g
● 脂肪：10g

常見料理・外食

醋拌章魚黃瓜

糖質 **4.6** g

章魚30g、
小黃瓜60g

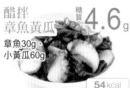

54 kcal

● 蛋白質：7.3g ● 鹽分：1.2g
● 脂肪：0.3g

醋拌蘿蔔絲

糖質 **5.4** g

蘿蔔70g、
穀物醋10g

57 kcal

● 蛋白質：1.4g ● 鹽分：0.9g
● 脂肪：2.8g

辣炒牛蒡絲

糖質 **12.9** g

牛蒡70g、
紅蘿蔔10g

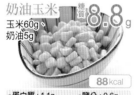

118 kcal

● 蛋白質：1.7g ● 鹽分：1g
● 脂肪：5.1g

奶油焗菠菜

糖質 **1.1** g

菠菜80g、
奶油10g

98 kcal

● 蛋白質：1.9g ● 鹽分：0.8g
● 脂肪：8.4g

奶油玉米

糖質 **8.8** g

玉米60g、
奶油5g

88 kcal

● 蛋白質：1.1g ● 鹽分：0.6g
● 脂肪：4.4g

沖繩雜炒

糖質 **2.1** g

苦瓜25g、
豆腐75g、
豬五花肉25g

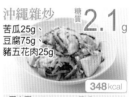

348 kcal

● 蛋白質：15.4g ● 鹽分：1.8g
● 脂肪：29.2g

麻婆茄子

糖質 **7.7** g

茄子80g、
牛豬絞肉30g

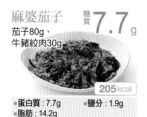

205 kcal

● 蛋白質：7.7g ● 鹽分：1.9g
● 脂肪：14.2g

汆燙小松菜加豆皮

糖質 **5.8** g

小松菜80g、
豆皮5g

76 kcal

● 蛋白質：3.6g ● 鹽分：1.8g
● 脂肪：3.9g

築前煮

糖質 **13.2** g

雞腿肉40g、
蒟蒻20g、
蓮藕15g

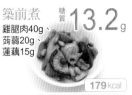

179 kcal

● 蛋白質：10.4g　　● 鹽分：1.9g
● 脂肪：8.2g

燉蘿蔔

糖質 **11.8** g

白蘿蔔200、
味噌12g

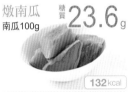

90 kcal

● 蛋白質：3g　　● 鹽分：1.6g
● 脂肪：1.9g

燉南瓜

糖質 **23.6** g

南瓜100g

132 kcal

● 蛋白質：2.7g　　● 鹽分：1g
● 脂肪：0.3g

柴魚醬油燉竹筍

糖質 **7.4** g

竹筍100g

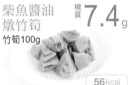

56 kcal

● 蛋白質：4.4g　　● 鹽分：1.4g
● 脂肪：0.2g

火上鍋

糖質 **13.1** g

高麗菜70g、
白蘿蔔50g、
維也納香腸40g

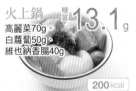

200 kcal

● 蛋白質：8.8g　　● 鹽分：2g
● 脂肪：11.7g

普羅旺斯雜燴

糖質 **9.6** g

番茄30g、
洋蔥25g、
櫛瓜20g

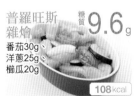

108 kcal

● 蛋白質：1.8g　　● 鹽分：1.2g
● 脂肪：6.3g

德式馬鈴薯沙拉

糖質 **18.2** g

馬鈴薯100g、
洋蔥25g、
培根20g

204 kcal

● 蛋白質：4.4g　　● 鹽分：1g
● 脂肪：12g

拔絲地瓜

糖質 **35.8** g

地瓜80g、
芝麻0.3g

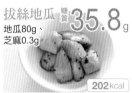

202 kcal

● 蛋白質：1.1g　　● 鹽分：0.1g
● 脂肪：5.3g

燉芋頭 糖質 **17.3** g
芋頭80g

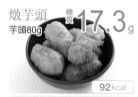

92 kcal

- 蛋白質：2g
- 脂肪：0.1g
- 鹽分：1g

涼拌鹿尾菜 糖質 **5.4** g
鹿尾菜7g
紅蘿蔔15g
豆皮5g

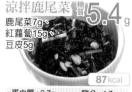

87 kcal

- 蛋白質：2.7g
- 脂肪：5.4g
- 鹽分：1.7g

味噌豆腐湯 糖質 **3.4** g
豆腐30g
乾燥海帶芽0.5g

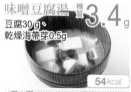

54 kcal

- 蛋白質：4.4g
- 脂肪：2.2g
- 鹽分：2.1g

蛤蜊味噌湯 糖質 **2.6** g
蛤蜊16g

31 kcal

- 蛋白質：2.9g
- 脂肪：0.8g
- 鹽分：2g

酒粕味噌湯 糖質 **9.4** g
清酒25g
白蘿蔔20g
酒粕20g

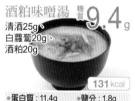

131 kcal

- 蛋白質：11.4g
- 脂肪：2.9g
- 鹽分：1.8g

紅味噌湯 糖質 **2.7** g
（蜆）
蜆6g

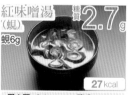

27 kcal

- 蛋白質：2.4g
- 脂肪：0.7g
- 鹽分：1.7g

日式清湯 糖質 **1.7** g
鴨兒芹10g
麩2g

13 kcal

- 蛋白質：1.1g
- 脂肪：0.1g
- 鹽分：1.3g

魚丸湯 糖質 **6.8** g
斑點莎瑙魚
100g
紅蘿蔔15g
蔥3g

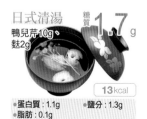

200 kcal

- 蛋白質：19.9g
- 脂肪：9.3g
- 鹽分：2.1g

豬肉蔬菜
味噌湯

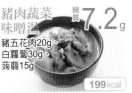

糖質 **7.2**g

豬五花肉20g、
白蘿蔔30g、
蒟蒻15g

199 kcal

● 蛋白質：6.8g　　● 鹽分：2.5g
● 脂肪：12.2g

蔬菜味噌湯

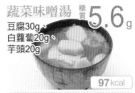

糖質 **5.6**g

豆腐30g、
白蘿蔔20g、
芋頭20g

97 kcal

● 蛋白質：3.4g　　● 鹽分：1.4g
● 脂肪：5.3g

玉米濃湯 糖質 **17.2**g

奶油玉米40g、
甜玉米30g

141 kcal

● 蛋白質：5.4g　　● 鹽分：1.2g
● 脂肪：5g

南瓜濃湯 糖質 **15.3**g

南瓜60g、
牛奶50g

212 kcal

● 蛋白質：5.2g　　● 鹽分：1g
● 脂肪：13.4g

蛤蜊巧達
濃湯 糖質 **13.5**g

蛤蜊16g、
馬鈴薯40g、
洋蔥25g

197 kcal

● 蛋白質：6g　　● 鹽分：1.4g
● 脂肪：12.7g

義大利
雜菜湯 糖質 **11.8**g

番茄25g、
馬鈴薯20g、
培根10g

104 kcal

● 蛋白質：3.4g　　● 鹽分：2.3g
● 脂肪：4.2g

法式清湯 糖質 **1.1**g
西式高湯150g

13 kcal

● 蛋白質：2.2g　　● 鹽分：1.4g
● 脂肪：0g

焗烤
洋蔥濃湯

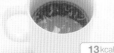

糖質 **10.9**g

洋蔥100g、
法國麵包3g

131 kcal

● 蛋白質：5.3g　　● 鹽分：1.3g
● 脂肪：6.8g

常見料理・外食

海帶湯

乾燥海帶芽
1.5g、蔥10g

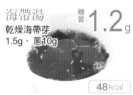

糖質 1.2 g

48 kcal

● 蛋白質：2g
● 脂肪：3.6g
● 鹽分：1.4g

餛飩湯

豬絞肉40g、
餛飩皮15g

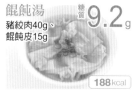

糖質 9.2 g

188 kcal

● 蛋白質：10.3g
● 脂肪：11.1g
● 鹽分：1.9g

魚翅湯

魚翅10g、
金針菇15g

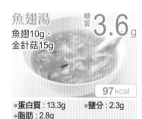

糖質 3.6 g

97 kcal

● 蛋白質：13.3g
● 脂肪：2.8g
● 鹽分：2.3g

幕之內便當

白飯250g、
鮭魚60g、
可樂餅30g

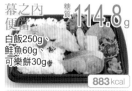

糖質 114.8 g

883 kcal

● 蛋白質：36.6g
● 脂肪：26.7g
● 鹽分：3.4g

※ 譯註：「幕之內便當」是日本便當的一種，由
米飯和多種類的副食組合而成。因最早在能劇、
歌舞伎的幕間食用而得名。

烤魚便當

白飯250g、
青甘魚60g

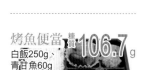

糖質 106.7 g

728 kcal

● 蛋白質：28g
● 脂肪：16.6g
● 鹽分：2.6g

炒菜便當

白飯250g、
豬肩肉60g、
豆芽50g

糖質 104.3 g

696 kcal

● 蛋白質：19.2g
● 脂肪：18.1g
● 鹽分：3.6g

漢堡排便當

白飯250g、
漢堡排60g、
炸蝦60g

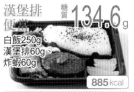

糖質 134.6 g

885 kcal

● 蛋白質：23.4g
● 脂肪：24.6g
● 鹽分：3.9g

中華便當

手抓飯300g、
煎餃60g、
蝦子30g

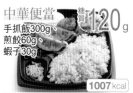

糖質 120 g

1007 kcal

● 蛋白質：33.4g
● 脂肪：41.8g
● 鹽分：5.7g

Part

9

飲料

飲料 ▶ P.148

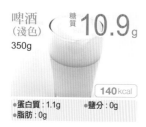

啤酒
（淺色） 糖質 **10.9**g
350g

`140`kcal

●蛋白質：1.1g　●鹽分：0g
●脂肪：0g

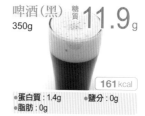

啤酒（黑） 糖質 **11.9**g
350g

`161`kcal

●蛋白質：1.4g　●鹽分：0g
●脂肪：0g

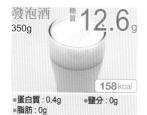

發泡酒 糖質 **12.6**g
350g

`158`kcal

●蛋白質：0.4g　●鹽分：0g
●脂肪：0g

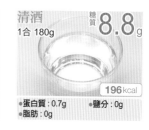

清酒 糖質 **8.8**g
1合 180g

`196`kcal

●蛋白質：0.7g　●鹽分：0g
●脂肪：0g

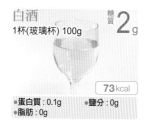

白酒 糖質 **2**g
1杯(玻璃杯) 100g

`73`kcal

●蛋白質：0.1g　●鹽分：0g
●脂肪：0g

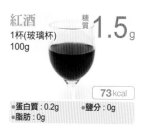

紅酒 糖質 **1.5**g
1杯(玻璃杯)
100g

`73`kcal

●蛋白質：0.2g　●鹽分：0g
●脂肪：0g

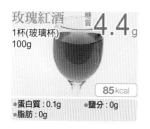

玫瑰紅酒 糖質 **4.4**g
1杯(玻璃杯)
100g

`85`kcal

●蛋白質：0.1g　●鹽分：0g
●脂肪：0g

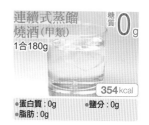

連續式蒸餾
燒酒(甲類) 糖質 **0**g
1合180g

`354`kcal

●蛋白質：0g　●鹽分：0g
●脂肪：0g

連續式蒸餾
燒酒（乙類）
1合180g

糖質 **0**g

256 kcal

●蛋白質：0g ●鹽分：0g
●脂肪：0g

威士忌
1盎司 30g

糖質 **0**g

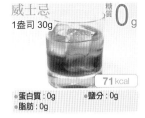

71 kcal

●蛋白質：0g ●鹽分：0g
●脂肪：0g

白蘭地
1盎司 30g

糖質 **0**g

71 kcal

●蛋白質：0g ●鹽分：0g
●脂肪：0g

伏特加
1盎司 30g

糖質 **0**g

72 kcal

●蛋白質：0g ●鹽分：0g
●脂肪：0g

蘭姆酒
1盎司 30g

糖質 **0**g

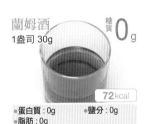

72 kcal

●蛋白質：0g ●鹽分：0g
●脂肪：0g

琴酒
1盎司 30g

糖質 **0**g

85 kcal

●蛋白質：0g ●鹽分：0g
●脂肪：0g

梅酒
1盎司 30g

糖質 **6.2**g

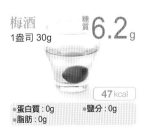

47 kcal

●蛋白質：0g ●鹽分：0g
●脂肪：0g

紹興酒
1杯(玻璃杯)
50g

糖質 **2.6**g

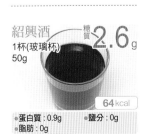

64 kcal

●蛋白質：0.9g ●鹽分：0g
●脂肪：0g

飲
料

149

甜酒
120g
糖質 **21.5** g

97 kcal

● 蛋白質：2g ● 鹽分：0.2g
● 脂肪：0.1g

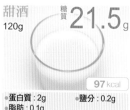
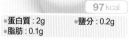

可樂
500g
糖質 **57** g

230 kcal

● 蛋白質：0.5g ● 鹽分：0g
● 脂肪：0g

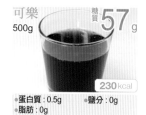

汽水
500g
糖質 **51** g

205 kcal

● 蛋白質：0g ● 鹽分：0g
● 脂肪：0g

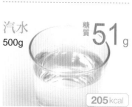

抹茶
1小匙 2g
糖質 **0** g

6 kcal

● 蛋白質：0.6g ● 鹽分：0g
● 脂肪：0.1g

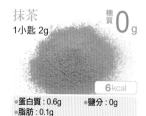

玉露
200g
糖質 **0** g

6 kcal

● 蛋白質：1.6g ● 鹽分：0g
● 脂肪：0g

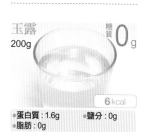

煎茶
200g
糖質 **0.4** g

4 kcal

● 蛋白質：0.4g ● 鹽分：0g
● 脂肪：0g

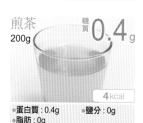

焙茶
200g
糖質 **0.2** g

0 kcal

● 蛋白質：0g ● 鹽分：0g
● 脂肪：0g

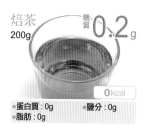

玄米茶
200g
糖質 **0** g

0 kcal

● 蛋白質：0g ● 鹽分：0g
● 脂肪：0g

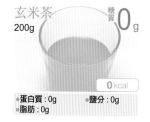

麥茶
200g

糖質 0.6 g

2 kcal

● 蛋白質：0g　　● 鹽分：0g
● 脂肪：0g

烏龍茶
200g

糖質 0.2 g

0 kcal

● 蛋白質：0g　　● 鹽分：0g
● 脂肪：0g

紅茶
200g

糖質 0.2 g

0.1 kcal

● 蛋白質：0.2g　　● 鹽分：0g
● 脂肪：0g

昆布茶
5g

糖質 2 g

5 kcal

● 蛋白質：0.3g　　● 鹽分：2.4g
● 脂肪：0g

咖啡（無糖）
120g

糖質 0.8 g

5 kcal

● 蛋白質：0.2g　　● 鹽分：0g
● 脂肪：0g

即溶咖啡
1杯量 2g

糖質 1.1 g

6 kcal

● 蛋白質：0.3g　　● 鹽分：0g
● 脂肪：0g

咖啡
調味飲
200g

糖質 16.4 g

76 kcal

● 蛋白質：1.4g　　● 鹽分：0.2g
● 脂肪：0.6g

純可可粉
1大匙 6g

糖質 1.1 g

16 kcal

● 蛋白質：1.1g　　● 鹽分：0g
● 脂肪：1.3g

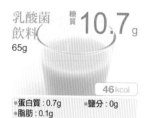

乳酸菌飲料
65g

糖質 **10.7**g

46 kcal

●蛋白質：0.7g ●鹽分：0g
●脂肪：0.1g

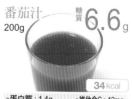

番茄汁
200g

糖質 **6.6**g

34 kcal

●蛋白質：1.4g ●維他命C：12mg
●脂肪：0.2g

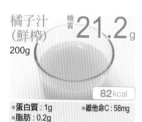

橘子汁
（鮮榨）
200g

糖質 **21.2**g

82 kcal

●蛋白質：1g ●維他命C：58mg
●脂肪：0.2g

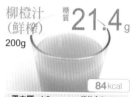

柳橙汁
（鮮榨）
200g

糖質 **21.4**g

84 kcal

●蛋白質：1.6g ●維他命C：44mg
●脂肪：0g

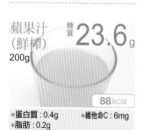

蘋果汁
（鮮榨）
200g

糖質 **23.6**g

88 kcal

●蛋白質：0.4g ●維他命C：6mg
●脂肪：0.2g

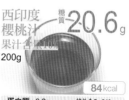

西印度
櫻桃汁
果汁含量10%
200g

糖質 **20.6**g

84 kcal

●蛋白質：0.2g ●維他命C：240mg
●脂肪：0g

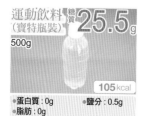

運動飲料
（寶特瓶裝）
500g

糖質 **25.5**g

105 kcal

●蛋白質：0g ●鹽分：0.5g
●脂肪：0g

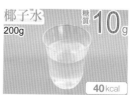

椰子水
200g

糖質 **10**g

40 kcal

●蛋白質：0.4g ●維他命C：4g
●脂肪：0.2g

Asahi
SUPER
DRY
朝日啤酒

350ml

糖質 10.5 g

147 kcal

●蛋白質：0.7～1.4g　●鹽分：0～0.1g
●酒精含量：5%

Clear
Asahi
朝日啤酒

350ml

糖質 12.3 g

158 kcal

●蛋白質：0.4～1.8g　●鹽分：0～0.1g
●酒精含量：5%

Asahi
DRY
ZERO
朝日啤酒

350ml

糖質 0 g

0 kcal

●蛋白質：0g　●鹽分：0～0.1g
●酒精含量：0%

Asahi
調情聖手
雞尾酒
(琴通寧)
朝日啤酒

350ml

糖質 13.3 g

154 kcal

●蛋白質：0g　●鹽分：0.1～0.2g
●酒精含量：5%

Asahi
調情聖手
雞尾酒
(黑醋栗柳橙)
朝日啤酒

350ml

糖質 13.3 g

119 kcal

●蛋白質：0g　●鹽分：0.2g
●酒精含量：3%

Asahi
調情聖手
雞尾酒
(莫斯科騾子)
朝日啤酒

350ml

糖質 16.1 g

165 kcal

●蛋白質：0g　●鹽分：0.1～0.2g
●酒精含量：5%

Sapporo
黑標生啤酒
三寶樂啤酒

350ml

糖質 10.2 g

140 kcal

●蛋白質：1.1g　●鹽分：0g
●酒精含量：5%

極
ZERO
三寶樂啤酒

350ml

糖質 0 g

105 kcal

●蛋白質：0～0.4g　●鹽分：0g
●酒精含量：5%

飲料

Sapporo
Plus+
（無酒精飲料）
三寶樂啤酒
350ml

糖質 **1.4**g

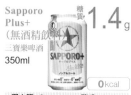

0kcal

● 蛋白質：0g ● 鹽分：0～0.1g
● 酒精含量：0%

The
MALT'S
啤酒
三得利
350ml

糖質 **11.6**g

150.5kcal

● 蛋白質：1.4～2.1g ● 鹽分：0～0.1g
● 酒精含量：5%

金麥啤酒
三得利
350ml

糖質 **11.2**g

150.5kcal

● 蛋白質：0.4～1.1g ● 鹽分：0～0.1g
● 酒精含量：5%

金麥
<減糖75%>
三得利
350ml

糖質 **1.8～2.8**g

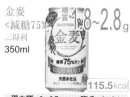

115.5kcal

● 蛋白質：0～0.7g ● 鹽分：0～0.1g
● 酒精含量：4%

JOKKI
生啤酒
三得利
350ml

糖質 **3.2～7**g

122.5kcal

● 蛋白質：0～0.4g ● 鹽分：0～0.1g
● 酒精含量：5%

麥芽啤酒
風味飲料
（無酒精）
三得利
350ml

糖質 **0**g

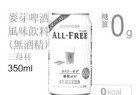

0kcal

● 蛋白質：0g ● 鹽分：0～0.1g
● 酒精含量：0%

Part

10

調味料

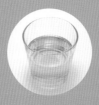

調味料 ▶ P.156

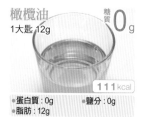

橄欖油
1大匙 12g

糖質 0 g

111 kcal

● 蛋白質：0g　　● 鹽分：0g
● 脂肪：12g

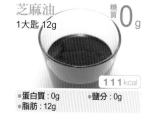

芝麻油
1大匙 12g

糖質 0 g

111 kcal

● 蛋白質：0g　　● 鹽分：0g
● 脂肪：12g

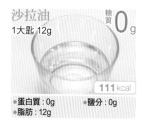

沙拉油
1大匙 12g

糖質 0 g

111 kcal

● 蛋白質：0g　　● 鹽分：0g
● 脂肪：12g

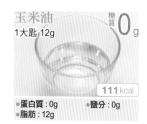

玉米油
1大匙 12g

糖質 0 g

111 kcal

● 蛋白質：0g　　● 鹽分：0g
● 脂肪：12g

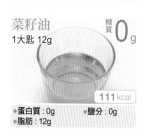

菜籽油
1大匙 12g

糖質 0 g

111 kcal

● 蛋白質：0g　　● 鹽分：0g
● 脂肪：12g

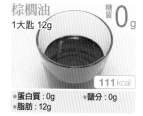

棕櫚油
1大匙 12g

糖質 0 g

111 kcal

● 蛋白質：0g　　● 鹽分：0g
● 脂肪：12g

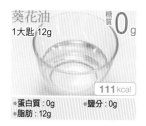

葵花油
1大匙 12g

糖質 0 g

111 kcal

● 蛋白質：0g　　● 鹽分：0g
● 脂肪：12g

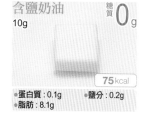

含鹽奶油
10g

糖質 0 g

75 kcal

● 蛋白質：0.1g　　● 鹽分：0.2g
● 脂肪：8.1g

無鹽奶油
10g

糖質 **0** g

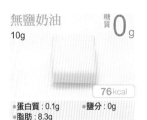

76 kcal

- 蛋白質：0.1g
- 脂肪：8.3g
- 鹽分：0g

發酵奶油
10g

糖質 **0.4** g

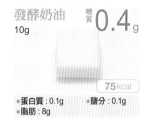

75 kcal

- 蛋白質：0.1g
- 脂肪：8g
- 鹽分：0.1g

牛油
15g

糖質 **0** g

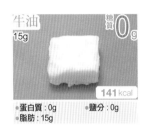

141 kcal

- 蛋白質：0g
- 脂肪：15g
- 鹽分：0g

豬油
12g

糖質 **0** g

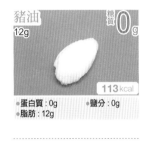

113 kcal

- 蛋白質：0g
- 脂肪：12g
- 鹽分：0g

人造奶油
（脂肪抹醬）
1大匙 12g

15cc (大さじ1)

糖質 **0** g

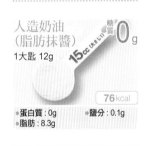

76 kcal

- 蛋白質：0g
- 脂肪：8.3g
- 鹽分：0.1g

起酥油
1大匙 12g

15cc 大さじ1

糖質 **0** g

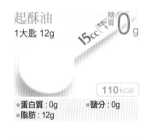

110 kcal

- 蛋白質：0g
- 脂肪：12g
- 鹽分：0g

黑糖
1大匙 9g

糖質 **8.1** g

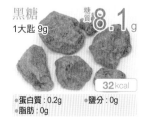

32 kcal

- 蛋白質：0.2g
- 脂肪：0g
- 鹽分：0g

和三盆糖
（黑糖）
1大匙 11g

糖質 **10.9** g

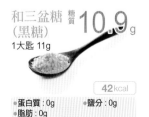

42 kcal

- 蛋白質：0g
- 脂肪：0g
- 鹽分：0g

調味料

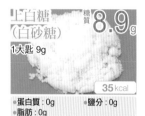

上白糖
（白砂糖）
糖質 **8.9**g
1大匙 9g
35kcal
● 蛋白質：0g　● 鹽分：0g
● 脂肪：0g

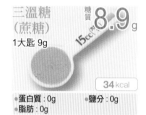

三溫糖
（蔗糖）
糖質 **8.9**g
1大匙 9g
15cc(大さじ)
34kcal
● 蛋白質：0g　● 鹽分：0g
● 脂肪：0g

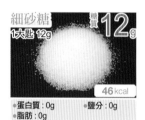

細砂糖
糖質 **12**g
1大匙 12g
46kcal
● 蛋白質：0g　● 鹽分：0g
● 脂肪：0g

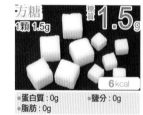

方糖
糖質 **1.5**g
1顆 1.5g
6kcal
● 蛋白質：0g　● 鹽分：0g
● 脂肪：0g

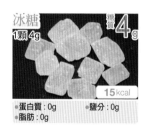

冰糖
糖質 **4**g
1顆 4g
15kcal
● 蛋白質：0g　● 鹽分：0g
● 脂肪：0g

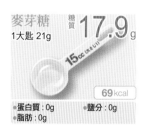

麥芽糖
糖質 **17.9**g
1大匙 21g
15cc(大さじ)
69kcal
● 蛋白質：0g　● 鹽分：0g
● 脂肪：0g

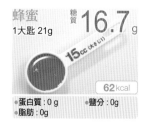

蜂蜜
糖質 **16.7**g
1大匙 21g
15cc(大さじ)
62kcal
● 蛋白質：0 g　● 鹽分：0g
● 脂肪：0g

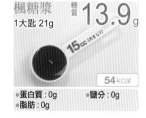

楓糖漿
糖質 **13.9**g
1大匙 21g
15cc(大さじ)
54kcal
● 蛋白質：0g　● 鹽分：0g
● 脂肪：0g

草莓果醬
(低糖)
糖質 **9.9** g
1大匙 21g

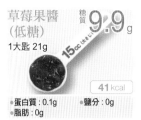

15cc (大さじ1)

41 kcal

●蛋白質:0.1g　　●鹽分:0g
●脂肪:0g

杏桃果醬
(低糖)
糖質 **10.4** g
1大匙 21g

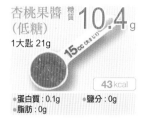

15cc (大さじ1)

43 kcal

●蛋白質:0.1g　　●鹽分:0g
●脂肪:0g

蘋果果醬
糖質 **10.9** g
1大匙 21g

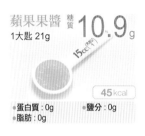

15cc (大さじ1)

45 kcal

藍莓果醬
糖質 **8.3** g
1大匙 21g

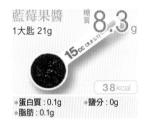

15cc (大さじ1)

38 kcal

●蛋白質:0.1g　　●鹽分:0g
●脂肪:0.1g

柑橘醬
(低糖)
糖質 **9.7** g
1大匙 21g

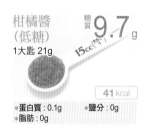

15cc (大さじ1)

41 kcal

●蛋白質:0.1g　　●鹽分:0g
●脂肪:0g

花生醬
糖質 **2.6** g
1大匙 18g

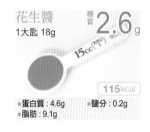

15cc (大さじ1)

115 kcal

●蛋白質:4.6g　　●鹽分:0.2g
●脂肪:9.1g

味醂
糖質 **6.5** g
1大匙 15g

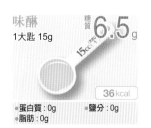

15cc (大さじ1)

36 kcal

●蛋白質:0g　　●鹽分:0g
●脂肪:0g

伍斯特醬
糖質 **4.7** g
1大匙 18g

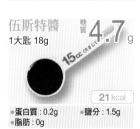

15cc (大さじ1)

21 kcal

●蛋白質:0.2g　　●鹽分:1.5g
●脂肪:0g

調味料

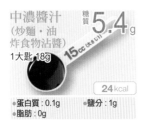

中濃醬汁
(炒麵・油
炸食物沾醬)
1大匙 18g

糖質 **5.4**g

15cc (大さじ1)

24kcal

●蛋白質：0.1g ●鹽分：1g
●脂肪：0g

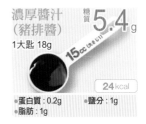

濃厚醬汁
(豬排醬)
1大匙 18g

糖質 **5.4**g

15cc (大さじ1)

24kcal

●蛋白質：0.2g ●鹽分：1g
●脂肪：1g

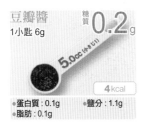

豆瓣醬
1小匙 6g

糖質 **0.2**g

5.0cc (小さじ1)

4kcal

●蛋白質：0.1g ●鹽分：1.1g
●脂肪：0.1g

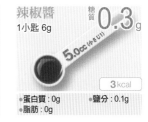

辣椒醬
1小匙 6g

糖質 **0.3**g

5.0cc (小さじ1)

3kcal

●蛋白質：0g ●鹽分：0.1g
●脂肪：0g

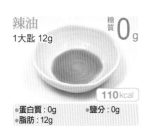

辣油
1大匙 12g

糖質 **0**g

110kcal

●蛋白質：0g ●鹽分：0g
●脂肪：12g

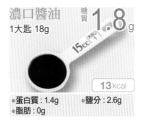

濃口醬油
1大匙 18g

糖質 **1.8**g

15cc (大さじ1)

13kcal

●蛋白質：1.4g ●鹽分：2.6g
●脂肪：0g

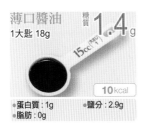

薄口醬油
1大匙 18g

糖質 **1.4**g

15cc (大さじ1)

10kcal

●蛋白質：1g ●鹽分：2.9g
●脂肪：0g

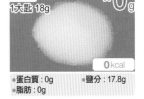

食鹽
1大匙 18g

糖質 **0**g

0kcal

●蛋白質：0g ●鹽分：17.8g
●脂肪：0g

精鹽
1大匙 18g 　糖質 **0** g

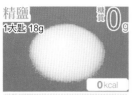

0 kcal

● 蛋白質：0g 　● 鹽分：17.8g
● 脂肪：0g

穀物醋
1大匙 15g 　糖質 **0.4** g

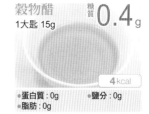

4 kcal

● 蛋白質：0g 　● 鹽分：0g
● 脂肪：0g

米醋
1大匙 15g 　糖質 **1.1** g

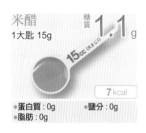

7 kcal

● 蛋白質：0g 　● 鹽分：0g
● 脂肪：0g

葡萄醋
1大匙 15g 　糖質 **0.2** g

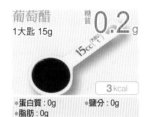

3 kcal

● 蛋白質：0g 　● 鹽分：0g
● 脂肪：0g

蘋果醋
1大匙 15g 　糖質 **0.4** g

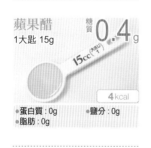

4 kcal

● 蛋白質：0g 　● 鹽分：0g
● 脂肪：0g

柴魚高湯
100g 　糖質 **0** g

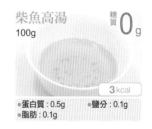

3 kcal

● 蛋白質：0.5g 　● 鹽分：0.1g
● 脂肪：0.1g

昆布高湯
100g 　糖質 **0.9** g

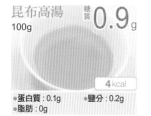

4 kcal

● 蛋白質：0.1g 　● 鹽分：0.2g
● 脂肪：0g

小魚乾高湯粉
100g 　糖質 **0** g

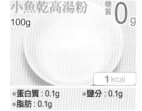

1 kcal

● 蛋白質：0.1g 　● 鹽分：0.1g
● 脂肪：0.1g

調味料

香菇高湯
100g

糖質 **0.9** g

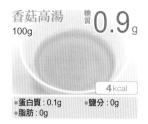

4 kcal

- 蛋白質：0.1g
- 脂肪：0g
- 鹽分：0g

雞骨高湯
100g

糖質 **0** g

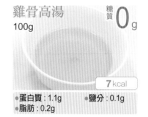

7 kcal

- 蛋白質：1.1g
- 脂肪：0.2g
- 鹽分：0.1g

中式高湯
100g

糖質 **0** g

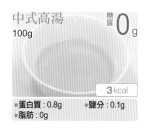

3 kcal

- 蛋白質：0.8g
- 脂肪：0g
- 鹽分：0.1g

法式高湯塊
1塊 5g

糖質 **2.1** g

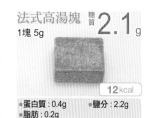

12 kcal

- 蛋白質：0.4g
- 脂肪：0.2g
- 鹽分：2.2g

西式高湯
100g

糖質 **0.3** g

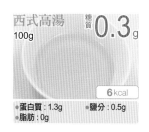

6 kcal

- 蛋白質：1.3g
- 脂肪：0g
- 鹽分：0.5g

味素
1大匙 9g

糖質 **2.8** g

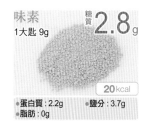

20 kcal

- 蛋白質：2.2g
- 脂肪：0g
- 鹽分：3.7g

美乃滋 蛋黃醬
1大匙 12g

糖質 **0.2** g

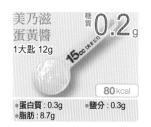

80 kcal

- 蛋白質：0.3g
- 脂肪：8.7g
- 鹽分：0.3g

米味噌 （淺色辣味噌）
1大匙 18g

糖質 **3.1** g

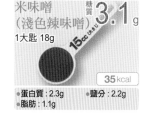

35 kcal

- 蛋白質：2.3g
- 脂肪：1.1g
- 鹽分：2.2g

米味噌
（紅色辣味噌）
1大匙 18g

糖質 **3.1** g

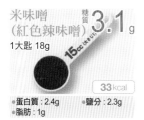

33 kcal

● 蛋白質：2.4g ● 鹽分：2.3g
● 脂肪：1g

麥味噌
1大匙 18g

糖質 **4.3** g

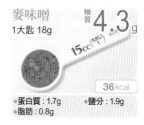

36 kcal

● 蛋白質：1.7g ● 鹽分：1.9g
● 脂肪：0.8g

豆味噌
1大匙 18g

糖質 **1.4** g

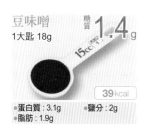

39 kcal

● 蛋白質：3.1g ● 鹽分：2g
● 脂肪：1.9g

即溶高湯
（粉末狀）
1包 3g

糖質 **0.1** g

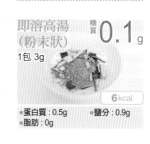

6 kcal

● 蛋白質：0.5g ● 鹽分：0.9g
● 脂肪：0g

即溶味噌湯
（膏狀）
1大匙 18g

糖質 **2.3** g

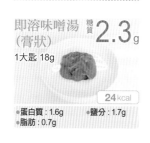

24 kcal

● 蛋白質：1.6g ● 鹽分：1.7g
● 脂肪：0.7g

番茄肉醬
100g

糖質 **10.1** g

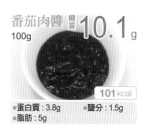

101 kcal

● 蛋白質：3.8g ● 鹽分：1.5g
● 脂肪：5g

純番茄泥
1大匙 15g

糖質 **1.2** g

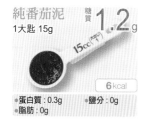

6 kcal

● 蛋白質：0.3g ● 鹽分：0g
● 脂肪：0g

番茄醬
1大匙 18g

糖質 **4.6** g

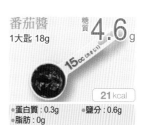

21 kcal

● 蛋白質：0.3g ● 鹽分：0.6g
● 脂肪：0g

調味料

番茄醬汁
1大匙 18g
糖質 **1.3**g
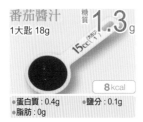
15cc(大匙1)
8 kcal
●蛋白質：0.4g ●鹽分：0.1g
●脂肪：0g

番茄辣醬
1大匙 20g
糖質 **4.9**g
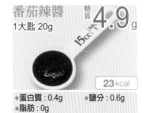
15cc(大匙1)
23 kcal
●蛋白質：0.4g ●鹽分：0.6g
●脂肪：0g

麵味露
（三倍濃縮）
1大匙 16g
糖質 **3.2**g
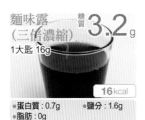
16 kcal
●蛋白質：0.7g ●鹽分：1.6g
●脂肪：0g

麵味露
1大匙 16g
糖質 **1.4**g
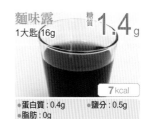
7 kcal
●蛋白質：0.4g ●鹽分：0.5g
●脂肪：0g

味醂風味
調味料
1大匙 15g
糖質 **8.2**g
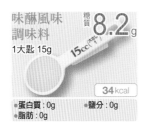
15cc(大匙1)
34 kcal
●蛋白質：0g ●鹽分：0g
●脂肪：0g

酒粕
100g
糖質 **18.6**g
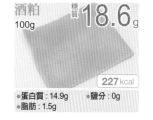
227 kcal
●蛋白質：14.9g ●鹽分：0g
●脂肪：1.5g

咖哩塊
1塊 20g
糖質 **8.2**g
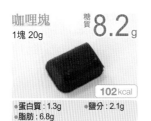
102 kcal
●蛋白質：1.3g ●鹽分：2.1g
●脂肪：6.8g

麻婆豆腐
醬調理包
100g
糖質 **10.4**g
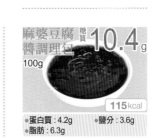
115 kcal
●蛋白質：4.2g ●鹽分：3.6g
●脂肪：6.3g

日式和風醬（無油）
1大匙 15g
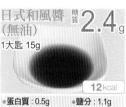
糖質 **2.4** g
12 kcal
● 蛋白質：0.5g ● 鹽分：1.1g
● 脂肪：0g

法式沙拉醬
1大匙 15g
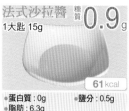
糖質 **0.9** g
61 kcal
● 蛋白質：0g ● 鹽分：0.5g
● 脂肪：6.3g

千島醬
1大匙 15g
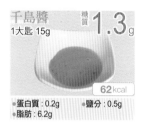
糖質 **1.3** g
62 kcal
● 蛋白質：0.2g ● 鹽分：0.5g
● 脂肪：6.2g

芝麻醬
1大匙 15g
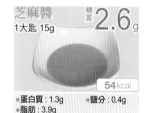
糖質 **2.6** g
54 kcal
● 蛋白質：1.3g ● 鹽分：0.4g
● 脂肪：3.9g

山葵泥
1小匙 5g
5cc（小さじ1）
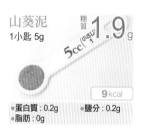
糖質 **1.9** g
9 kcal
● 蛋白質：0.2g ● 鹽分：0.2g
● 脂肪：0g

多香果（粉）
2分之1小匙 1g
2.5cc（小さじ1/2）
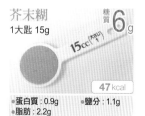
糖質 **0.8** g
4 kcal
● 蛋白質：0.1g ● 鹽分：0g
● 脂肪：0.1g

芥末糊
1大匙 15g
15cc（大さじ1）
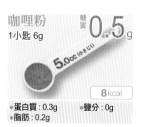
糖質 **6** g
47 kcal
● 蛋白質：0.9g ● 鹽分：1.1g
● 脂肪：2.2g

咖哩粉
1小匙 6g
5.0cc（小さじ1）
糖質 **0.5** g
8 kcal
● 蛋白質：0.3g ● 鹽分：0g
● 脂肪：0.2g

調味料

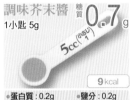

調味芥末醬　糖質 0.7g
1小匙 5g
5cc (小さじ1)

9 kcal

● 蛋白質：0.2g　　● 鹽分：0.2g
● 脂肪：0.5g

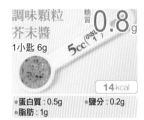

調味顆粒芥末醬　糖質 0.8g
1小匙 6g
5cc (小さじ1)

14 kcal

● 蛋白質：0.5g　　● 鹽分：0.2g
● 脂肪：1g

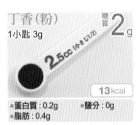

丁香（粉）　糖質 2g
1小匙 3g
2.5cc (小さじ1/2)

13 kcal

● 蛋白質：0.2g　　● 鹽分：0g
● 脂肪：0.4g

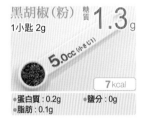

黑胡椒（粉）　糖質 1.3g
1小匙 2g
5.0cc (小さじ1)

7 kcal

● 蛋白質：0.2g　　● 鹽分：0g
● 脂肪：0.1g

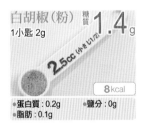

白胡椒（粉）　糖質 1.4g
1小匙 2g
2.5cc (小さじ1/2)

8 kcal

● 蛋白質：0.2g　　● 鹽分：0g
● 脂肪：0.1g

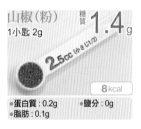

山椒（粉）　糖質 1.4g
1小匙 2g
2.5cc (小さじ1/2)

8 kcal

● 蛋白質：0.2g　　● 鹽分：0g
● 脂肪：0.1g

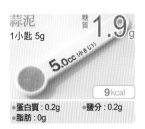

蒜泥　糖質 1.9g
1小匙 5g
5.0cc (小さじ1)

9 kcal

● 蛋白質：0.2g　　● 鹽分：0.2g
● 脂肪：0g

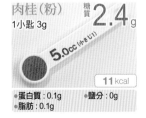

肉桂（粉）　糖質 2.4g
1小匙 3g
5.0cc (小さじ1)

11 kcal

● 蛋白質：0.1g　　● 鹽分：0g
● 脂肪：0.1g

薑泥 糖質 **0.4** g
1小匙 5g

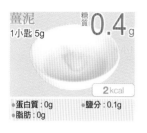

2 kcal

●蛋白質：0g　●鹽分：0.1g
●脂肪：0g

辣椒粉 糖質 **1.2** g
1小匙 2g

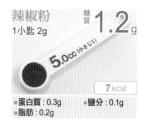

5.0cc (小さじ1)

7 kcal

●蛋白質：0.3g　●鹽分：0.1g
●脂肪：0.2g

唐辛子（粉） 糖質 **1.3** g
1小匙 2g

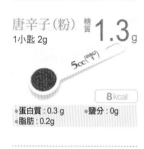

5cc (小さじ1)

8 kcal

●蛋白質：0.3g　●鹽分：0g
●脂肪：0.2g

柚子胡椒 糖質 **0.1** g
2分之1小匙 3g

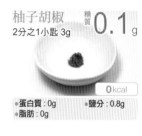

0 kcal

●蛋白質：0g　●鹽分：0.8g
●脂肪：0g

柚子醋 糖質 **1.4** g
1大匙 17g

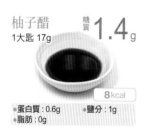

8 kcal

●蛋白質：0.6g　●鹽分：1g
●脂肪：0g

芝麻沾醬 糖質 **5.4** g
1大匙 18g

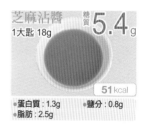

51 kcal

●蛋白質：1.3g　●鹽分：0.8g
●脂肪：2.5g

烤肉沾醬 糖質 **5.9** g
1大匙 18g

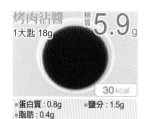

30 kcal

●蛋白質：0.8g　●鹽分：1.5g
●脂肪：0.4g

調味料

各食品含醣量一覽表

下列表格主要以食品‧食材分類並標示每 100g 的含醣量。為您選購食材時，作為參考。

	食品名稱	糖質 (g)	熱量 (kcal)	蛋白質 (g)	脂質 (g)
	竹筴魚(生)	0.1	126	19.7	4.5
	星鰻(生)	0	161	17.3	9.3
	星鰻(蒸)	0	194	17.6	12.7
	香魚(生)	0.1	100	18.3	2.4
	鮟鱇肝(生)	2.2	455	10	41.9
	玉筋魚(佃煮)	30.7	282	29.4	4.6
	沙丁魚(煮後曬乾)	0.3	332	64.5	6.2
	日本鯷魚(小魚乾)	0.3	336	66.6	5.7
	斑點莎瑙魚(生)	0.2	169	19.2	9.2
	魩仔魚乾	0.5	206	40.5	3.5
	日本鯷魚(加味醂煮後曬乾)	25	340	44.3	7
	岩魚(生)	0.1	114	19	3.6
	鰻魚(生)	0.3	255	17.1	19.3
	鰻魚(蒲燒)	3.1	293	23	21
	紅肉旗魚(生)	0.1	115	23.1	1.8
	劍旗魚(生)	0.1	153	19.2	7.6
	鰹魚(秋獲‧生)	0.2	165	25	6.2
	柴魚片	0.4	351	75.7	3.2
	鰹魚(燉煮)	21.4	224	1.6	3.1
海鮮類	黃蓋鰈魚(生)	0.1	95	19.6	1.3
	帶卵鰈魚(生)	0.1	143	19.9	6.2
	剝皮魚(生)	0	80	18.8	0.1
	紅甘魚(生)	0.1	129	21	4.2
	沙 魚(生)	0	80	18.5	0.2
	丁香魚(生)	0.1	93	18.8	1.4
	紅大目仔魚(生)	0.1	160	17.8	9
	銀鮭(生)	0.3	204	19.6	12.8
	鮭魚卵	0.2	272	32.6	15.6
	筋子(帶膜鮭魚卵)	0.9	282	30.5	17.4
	紅鮭(生)	0.1	138	22.5	4.5
	白腹鯖魚(生)	0.3	247	20.6	16.8
	白腹鯖魚(汆燙)	0.3	309	22.6	22.6
	鹽漬鯖魚	0.1	291	26.2	19.1
	鯖魚(剖開曬乾)	0.2	348	18.7	28.5
	醋醃鯖魚	1.7	339	18.6	26.9
	魚翅	0	342	83.9	1.6
	日本馬加鰆魚(生)	0.1	177	20.1	9.7
	秋刀魚(生)	0.1	297	17.6	23.6
	秋刀魚(剖開曬乾)	0.1	261	19.3	19
	秋刀魚(加味醂煮後曬乾)	20.4	409	23.9	25.8
	柳葉魚(魚乾)	0.2	166	21	8.1

食品名稱	糖質(g)	熱量(kcal)	蛋白質(g)	脂質(g)
日本舌鰨魚(生)	0	96	19.2	1.6
銀魚(生)	0.1	77	13.6	2
黃鯛(生)	0.2	108	18.6	3.1
黑鯛(生)	0.3	150	20.4	6.7
真鯛(生)	0.1	142	20.6	5.8
阿拉斯加鱈魚(生)	0	76	17.4	0.3
鱈魚子	0.4	140	24	4.7
辣味明太子	3	126	21	3.3
太平洋鱈魚(生)	0.1	77	17.6	0.2
魚漿丸	0.2	62	13.4	0.8
鱈魚乾	0.1	317	73.2	0.8
鱈魚鬆	41.5	278	25.5	1.1
鯡魚(生)	0.1	216	17.4	15.1
鯡魚卵(鹽漬)	0.6	89	15	3
海鰻(生)	0	144	22.3	5.3
比目魚(生)	0	103	20	2
虎河豚(生)	0.2	85	19.3	0.3
青甘魚(生)	0.3	257	21.4	17.6
幼青甘魚(生)	0.3	251	20.7	17.2
遠東多線魚(生)	0.1	115	17.3	4.4
鹽漬遠東多線魚	0.1	123	18.1	4.9
黃鰭鮪魚(生)	0	106	24.3	0.4
黑鮪魚瘦肉(生)	0.1	125	26.4	1.4
黑鮪魚肥肉(生)	0.1	344	20.1	27.5
西太公魚(生)	0.1	77	14.4	1.7
西太公魚(佃煮)	38.2	317	28.7	5.5
毛蛤(生)	3.5	74	13.5	0.3
蛤蜊(生)	0.4	30	6	0.3
鮑魚(生)	4	73	12.7	0.3
牡蠣(生)	4.7	60	6.6	1.4
角蠑螺(生)	0.8	89	19.4	0.4
蜆(生)	4.5	64	7.5	1.4
文蛤(生)	1.8	39	6.1	0.6
文蛤(汆燙)	2.9	89	14.9	1.5
扇貝(生)	1.5	72	13.5	0.9
扇貝(汆燙)	1.9	100	17.6	1.9
扇貝貝柱(生)	3.5	88	16.9	0.3
甜蝦(生)	0.1	87	19.8	0.3
伊勢龍蝦(生)	0	92	20.9	0.4
斑節蝦(生)	0	97	21.6	0.6
櫻花蝦(風乾)	0.1	312	64.9	4
明蝦(生)	0.1	95	21.7	0.3
沙蝦(生)	0.1	83	18.7	0.4
草蝦(生)	0.3	82	18.4	0.3
蝦米	0.3	223	48.6	2.8
蝦子(佃煮)	30.1	244	25.9	2.2
北海道毛蟹(生)	0.2	72	15.8	0.5

海鮮類

食品名稱	糖質(g)	熱量(kcal)	蛋白質(g)	脂質(g)
雪蟹(生)	0.1	63	13.9	0.4
帝王蟹(生)	0.2	59	13	0.3
北魷(生)	0.1	83	17.9	0.8
長槍烏賊(生)	0.4	85	17.6	1
魷魚乾	0.4	334	69.2	4.3
魷魚絲	17.3	279	45.5	3.1
鹽辛魷魚	6.5	117	15.2	3.4
章魚(生)	0.1	76	16.4	0.7
章魚(汆燙)	0.1	99	21.7	0.7
磷蝦(生)	0.2	94	15	3.2
調味海膽	15.6	183	17.2	5.8
海膽醬	22.4	170	13.5	2.9
水母(鹽漬)	0	22	5.2	0.1
海參腸卵	0.5	64	11.4	1.8
海鞘(生)	0.8	30	5	0.8
蟹肉棒	9.2	90	12.1	0.5
蒸魚板	9.7	95	12	0.9
竹輪	13.5	121	12.2	2
伊達卷	17.6	196	14.6	7.5
魚丸	6.5	113	12	4.3
鳴門卷	11.6	80	7.6	0.4
半片	11.4	94	9.9	1
薩摩炸魚餅	13.9	139	12.5	3.7
魚肉香腸	12.6	161	11.5	7.2
和牛肩肉(生)	0.3	286	17.7	22.3
和牛肩里肌肉(生)	0.2	411	13.8	37.4
和牛肋眼排(生)	0.1	573	9.7	56.5
和牛沙朗牛排(生)	0.3	498	11.7	47.5
和牛五花肉(生)	0.1	517	11	50
和牛腿肉(生)	0.5	259	19.2	18.7
和牛臀肉(生)	0.4	347	15.1	29.9
和牛菲力牛排(生)	0.3	223	19.1	15
進口牛肩肉(生)	0.1	180	19	10.6
進口牛肩里肌肉(生)	0.1	240	17.9	17.4
進口肋眼牛排(生)	0.4	231	20.1	15.4
進口沙朗牛排(生)	0.4	298	17.4	23.7
進口牛五花肉(生)	0.2	371	14.4	32.9
進口牛腿肉(生)	0.4	165	19.6	8.6
牛絞肉(生)	0.3	272	17.1	21.1
牛舌(生)	0.2	356	13.3	31.8
牛肝(生)	3.7	132	19.6	3.7
烤牛肉	0.9	196	21.7	11.7
牛肉乾	6.4	315	54.8	7.8
煙燻舌肉	0.9	286	18.1	23
鯨魚瘦肉(生)	0.2	106	24.1	0.4
鯨魚尾鰭肉	0	31	5.3	0.9
豬肩肉(生)	0.2	216	18.5	14.6

海鮮類

肉類

	食品名稱	糖質 (g)	熱量 (kcal)	蛋白質 (g)	脂質 (g)
肉類	豬肩里肌肉(生)	0.1	253	17.1	19.2
	豬里肌肉(生)	0.2	263	19.3	19.2
	豬五花肉(生)	0.1	395	14.4	35.4
	豬外腿肉(生)	0.2	235	18.8	16.5
	菲力豬排(生)	0.3	130	22.2	3.7
	豬絞肉(生)	0.1	236	17.7	17.2
	豬肝(生)	2.5	128	20.4	3.4
	去骨豬火腿片	1.8	118	18.7	4
	里肌火腿片	1.3	196	16.5	13.9
	生火腿	0.5	247	24	16.6
	培根	0.3	405	12.9	39.1
	維也納香腸	3	321	13.2	28.5
	法蘭克福腸	6.2	298	12.7	24.7
	波隆那香腸	2.9	251	12.5	21
	生香腸	0.8	279	14	24.4
	叉燒	5.1	172	19.4	8.2
	鴨肉(生)	0.1	333	14.2	29
	雞翅(生)	0	226	17.4	16.2
	雞胸肉(生)	0.1	145	21.3	5.9
	雞胸肉(去皮・生)	0.1	116	23.3	1.9
	雞腿肉(生)	0	204	16.6	14.2
	雞腿肉(去皮・生)	0	127	19	5
	雞柳(生)	0	105	23	0.8
	雞絞肉(生)	0	186	17.5	12
	雞肝(生)	0.6	111	18.9	3.1
	雞胸皮(生)	0	492	9.4	48.1
	雞軟骨(生)	0.4	54	12.5	0.4
蔬菜類	細香蔥(生)	2.3	33	4.2	0.3
	蘆筍(生)	2.1	22	2.6	0.2
	四季豆(生)	2.7	23	1.8	0.1
	土當歸(生)	2.9	18	0.8	0.1
	山當歸(生)	2.5	19	1.1	0.1
	毛豆(生)	3.8	135	11.7	6.2
	蜜糖豆(生)	7.4	43	2.9	0.1
	青豆(生)	7.6	93	6.9	0.4
	秋葵(生)	1.6	30	2.1	0.2
	蕪菁(生)	1	20	2.3	0.1
	蕪菁根(生)	3.4	21	0.6	0.1
	南瓜(生)	17.1	91	1.9	0.3
	白花椰(生)	2.3	27	3	0.1
	瓠瓜(乾)	38	260	6.3	0.2
	高麗菜(生)	3.4	23	1.3	0.2
	紫甘藍(生)	3.9	30	2	0.1
	小黃瓜(生)	1.9	14	1	0.1
	西洋菜(生)	0	15	2.1	0.1
	羽衣甘藍(生)	1.9	28	2.1	0.4
	牛蒡(生)	9.7	65	1.8	0.1

	食品名稱	糖質 (g)	熱量 (kcal)	蛋白質 (g)	脂質 (g)
蔬菜類	小松菜(生)	0.5	14	1.5	0.2
	獅子唐青椒仔(生)	2.1	27	1.9	0.3
	紫蘇(生)	0.2	37	3.9	0.1
	紫蘇果實(生)	0	41	3.4	0.1
	茼蒿(生)	0.7	22	2.3	0.3
	生薑苗(生)	0.5	11	0.5	0.2
	薑(生)	4.5	30	0.9	0.3
	白瓜(生)	2.1	15	0.9	0.1
	櫛瓜(生)	1.5	14	1.3	0.1
	芹菜(生)	0.8	17	2	0.1
	西洋芹(生)	2.1	15	0.4	0.1
	蠶豆(生)	12.9	108	10.9	0.2
	塌棵菜(生)	0.3	13	1.3	0.1
	蘿蔔苗(生)	1.4	21	2.1	0.5
	蘿蔔葉(生)	1.3	25	2.2	0.1
	白蘿蔔(生)	2.8	18	0.4	0.1
	蘿蔔乾絲	48.4	301	9.7	0.8
	竹筍(生)	1.5	26	3.6	0.2
	竹筍(汆燙)	2.2	30	3.5	0.2
	筍乾	0.1	19	1	0.5
	洋蔥(生)	7.2	37	1	0.1
	紅蔥頭(生)	7.3	38	0.9	0.1
	槭木芽(生)	0.1	27	4.2	0.2
	青江菜(生)	0.8	9	0.6	0.1
	辣椒(乾)	12	345	14.7	12
	冬瓜(生)	2.5	16	0.5	0.1
	番茄(生)	3.7	19	0.7	0.1
	小番茄(生)	5.8	29	1.1	0.1
	茄子(生)	2.9	22	1.1	0.1
	美國茄子(生)	2.9	22	1.1	0.1
	苦瓜(生)	1.3	17	1	0.1
	韭菜(生)	1.3	21	1.7	0.3
	紅蘿蔔(生)	5.3	36	0.7	0.1
	蔥白・大蔥(生)	5.8	34	1.4	0.1
	青蔥(生)	3.3	30	1.9	0.3
	白菜(生)	1.9	14	0.8	0.1
	羅勒(生)	0	24	2	0.6
	巴西里(生)	1	43	4	0.7
	櫻桃蘿蔔(生)	1.9	15	0.8	0.1
	青椒(生)	2.8	22	0.9	0.2
	紅椒(生)	5.6	30	1	0.2
	黃椒(生)	5.3	27	0.8	0.2
	蜂斗菜(生)	1.7	11	0.3	0
	青花菜(生)	0.8	33	4.3	0.5
	菠菜(生)	1.3	20	2.2	0.4
	去根鴨兒芹(生)	1.5	18	1	0.1
	水耕鴨兒芹(生)	0.6	13	0.9	0.1

食品名稱		糖質 (g)	熱量 (kcal)	蛋白質 (g)	脂質 (g)
蔬菜類	蘘荷・日本薑(生)	0.5	12	0.9	0.1
	抱子甘藍(生)	4.4	50	5.7	0.1
	苜蓿芽(生)	0.6	12	1.6	0.1
	黃豆芽(生)	0	37	3.7	1.5
	綠豆芽(生)	1.3	14	1.7	0.1
	豆苗(生)	0.7	27	3.8	0.4
	黃麻葉(生)	0.4	38	4.8	0.5
	魁蒿(生)	0.5	46	5.2	0.3
	蒪菜(生)	8.6	118	1.4	0.2
	萵苣(生)	1.7	12	0.6	0.1
	花葉生菜(生)	0.9	14	1	0.2
	紅葉萵苣(生)	1.2	16	1.2	0.2
	蓮藕(生)	13.5	66	1.9	0.1
	分蔥(生)	4.6	30	1.6	0
	山葵(生)	14	88	5.6	0.2
	生蕨菜(汆燙)	0	15	1.5	0.1
菇類	金針菇(生)	3.7	22	2.7	0.2
	黑木耳(乾)	13.7	167	7.9	2.1
	香菇(生)	1.5	19	3	0.3
	香菇(乾)	22.4	182	19.3	3.7
	鴻喜菇(生)	1.3	18	2.7	0.6
	占地菇(生)	0.9	12	2.5	0.4
	滑菇(生)	1.9	15	1.7	0.2
	杏鮑菇(生)	2.6	19	2.8	0.4
	舞菇(生)	0.9	15	2	0.5
	洋菇(生)	0.1	11	2.9	0.3
	松茸(生)	3.5	23	2	0.6
堅果類	杏仁(乾)	10.8	587	19.6	51.8
	炒南瓜籽(已調味)	4.7	574	26.5	51.8
	銀杏(生)	33.2	171	4.7	1.6
	日本栗(生)	32.7	164	2.8	0.5
	中國栗(甜栗)	40	222	4.9	0.9
	炒核桃	4.2	674	14.6	68.8
	罌粟籽(乾)	5.3	567	19.3	49.1
	椰子粉	9.6	668	6.1	65.8
	芝麻(乾)	7.6	578	19.8	51.9
	炒芝麻	5.9	599	20.3	54.2
	炒開心果(已調味)	11.7	615	17.4	56.1
	炒榛果(已調味)	6.5	684	13.6	69.3
	炒澳洲胡桃(已調味)	6	720	8.3	76.7
	落花生(乾)	11.4	562	25.4	47.5
水果類	西印度櫻桃(生)	7.1	36	0.7	0.1
	酪梨(生)	0.9	187	2.5	18.7
	杏桃(生)	6.9	36	1	0.3
	草莓(生)	7.1	34	0.9	0.1
	無花果(生)	12.4	54	0.6	0.1
	無花果(乾)	64.6	291	3	1.1

食品名稱	糖質 (g)	熱量 (kcal)	蛋白質 (g)	脂質 (g)
伊予柑(生)	10.7	46	0.9	0.1
溫州蜜柑(生)	11	46	0.7	0.1
臍橙(生)	10.8	46	0.9	0.1
香丁(生)	9	39	1	0.1
甜柿(生)	14.3	60	0.4	0.2
柿餅	57.3	276	1.5	1.7
臭橙(果汁)	8.4	25	0.4	0.1
奇異果(生)	11	53	1	0.1
金桔(生)	12.9	71	0.5	0.7
葡萄柚(生)	9	38	0.9	0.1
國產櫻桃(生)	14	60	1	0.2
美國產櫻桃(生)	15.7	66	1.2	0.1
石榴(生)	15.5	56	0.2	0
香檬(果汁)	7.6	25	0.8	0.1
西瓜(生)	9.2	37	0.6	0.1
酢橘(生)	6.3	68	1.8	0.3
酢橘(果汁)	6.5	20	0.5	0.1
日本李(生)	7.8	44	0.6	1
西梅(生)	10.7	49	0.7	0.1
西梅(乾)	55.2	235	2.5	0.2
日本梨(生)	10.4	43	0.3	0.1
西洋梨(生)	12.5	54	0.3	0.1
鳳梨(生)	11.9	51	0.6	0.1
八朔(生)	10	45	0.8	0.1
香蕉(生)	21.4	86	1.1	0.2
香蕉(乾)	71.5	299	3.8	0.4
熟番木瓜(生)	7.3	38	0.5	0.2
枇杷(生)	9	40	0.3	0.1
葡萄(生)	15.2	59	0.4	0.1
葡萄乾	76.6	301	2.7	0.2
藍莓(生)	9.6	49	0.5	0.1
椪柑(生)	8.9	40	0.9	0.1
芒果(生)	15.6	64	0.6	0.1
哈密瓜(生)	9.8	42	1.1	0.1
桃子(生)	8.9	40	0.6	0.1
柚子(生)	7.3	59	1.2	0.5
柚子(果汁)	6.6	21	0.5	0.1
荔枝(生)	15.5	63	1	0.1
覆盆子(生)	5.5	41	1.1	0.1
蘋果(生)	14.1	57	0.1	0.2
檸檬(果汁)	8	26	0.4	0.2
蒟蒻	0.1	5	0.1	0
蒟蒻絲	0.1	6	0.2	0
地瓜(生)	29.7	134	1.2	0.2
芋頭(生)	10.8	58	1.5	0.1
馬鈴薯(生)	16.3	76	1.6	0.1
山藥(生)	12.9	65	2.2	0.3

水果類

根莖類

	食品名稱	糖質 (g)	熱量 (kcal)	蛋白質 (g)	脂質 (g)
根莖類	葛粉條	86.8	356	0.2	0.2
	粉圓	87.3	355	0	0.2
	冬粉	83.4	356	0.2	0.4
	粉絲	85.4	350	0	0.2
蛋類	鵪鶉蛋(生)	0.3	179	12.6	13.1
	雞蛋(生)	0.3	151	12.3	10.3
	水煮蛋	0.3	151	12.9	10
	蛋豆腐	2	79	6.4	5
	皮蛋	0	214	13.7	16.5
豆類	紅豆(汆燙)	12.4	143	8.9	1
	紅豆(豆泥)	20.3	155	9.8	0.6
	紅豆(豆餡)	48.3	244	5.6	0.6
	菜豆(汆燙)	11.5	143	8.5	1
	斑豆	43.7	237	6.7	1.3
	豌豆(汆燙)	17.5	148	9.2	1
	青豆(油炸)	39.2	423	20.8	11.6
	豌豆(鹽豆)	43.6	364	23.3	2.4
	甜豌豆	47.6	240	5.6	0.7
	豇豆(汆燙)	13.1	145	10.2	0.9
	蠶豆(乾)	46.6	348	26	2
	糖煮蠶豆	46.3	251	7.9	1.2
	國產大豆(汆燙)	1.8	176	14.8	9.8
	黃豆粉	10.4	450	36.7	25.7
	木棉豆腐	1.2	72	6.6	4.2
	絹豆腐	1.7	56	4.9	3
	煎豆腐	0.5	88	7.8	5.7
	油豆腐	0.2	150	10.7	11.3
	油炸豆皮	0	410	23.4	34.4
	飛龍頭	0.2	228	15.3	17.8
	凍豆腐	1.9	536	50.5	34.1
	碎納豆	4.6	194	16.6	10
	豆渣	2.3	111	6.1	3.6
	豆漿(無調整)	2.9	46	3.6	2
	調味豆漿	4.5	64	3.2	3.6
	豆皮(生)	3.3	231	21.8	13.7
	鷹嘴豆(汆燙)	15.8	171	9.5	2.5
	花豆(乾燥)	34.5	332	17.2	1.7
	綠豆(汆燙)	17.3	137	10.2	0.6
海藻類	海萵苣(乾)	12.6	130	22.1	0.6
	海苔粉(乾)	5.8	164	29.4	5.2
	烤海苔	8.3	188	41.4	3.7
	調味海苔	16.6	359	40	3.5
	海葡萄	0.4	4	0.5	0.1
	真昆布(風乾)	34.4	145	8.2	1.2
	利尻昆布(風乾)	25.1	138	8	2
	鹽昆布	23.9	110	16.9	0.4
	昆布佃煮	26.5	168	6	1

各食品含醣量

食品名稱	糖質 (g)	熱量 (kcal)	蛋白質 (g)	脂質 (g)
海藻類 瓊脂	0	2	0.2	0
寒天	0	3	0	0
鹿角菜(乾)	14.7	148	13.8	1
乾燥鹿尾菜	6.6	149	9.2	3.2
水雲(鹽漬 泡水去鹽)	0	4	0.2	0.1
碎海帶芽(乾)	6.2	138	18	4
海帶芽(生)	2	16	1.9	0.2
海帶根(鹽漬 泡水去鹽)	0.4	15	1.1	0.3
海帶根(生)	0	11	0.9	0.6
奶類 一般牛奶	4.8	67	3.3	3.8
加工鮮奶(低脂)	5.5	46	3.8	1
優格(脫脂加糖)	11.9	67	4.3	0.2
埃德姆起司	1.4	356	28.9	25
埃文達起司	1.6	429	27.3	33.6
茅屋起司	1.9	105	13.3	4.5
卡芒貝爾乾酪	0.9	310	19.1	24.7
奶油起司	2.3	346	8.2	33
豪達起司	1.4	380	25.8	29
切達起司	1.4	423	25.7	33.8
帕馬森乾酪	1.9	475	44	30.8
藍乾酪	1	349	18.8	29
加工乳酪	1.3	339	22.7	26
冰淇淋	23.9	167	3.4	6.4
冰淇淋(低脂)	20.6	108	1.8	2
霜淇淋	20.1	146	3.8	5.6
穀物類 大麥	68.2	340	6.2	1.3
低筋麵粉	73.3	367	8.3	1.5
高筋麵粉	69	365	11.8	1.5
蕎麥麵粉(不去殼直接磨碎)	57	328	12.8	2.9
蕎麥麵粉(去殼後磨碎)	65.3	361	12	3.1
吐司	44.4	264	9.3	4.4
熱狗麵包	47.1	265	8.5	3.8
營養口糧	75.7	393	9.5	4.4
法國麵包	54.8	279	9.4	1.3
黑麥麵包	47.1	264	8.4	2.2
葡萄麵包	48.9	269	8.2	3.5
圓麵包	46.6	316	10.1	9
可頌麵包	42.1	448	7.9	26.8
南餅	45.6	262	10.3	3.4
貝果	52.1	275	9.6	2
英式馬芬	39.6	228	8.1	3.6
現做蕎麥麵(汆燙)	24	132	4.8	1
市售蕎麥麵(汆燙)	20.6	114	4.8	0.7
現做烏龍麵(汆燙)	20.8	105	2.6	0.4
市售烏龍麵(汆燙)	25.1	126	3.1	0.5
素乾麵・素涼麵(汆燙)	24.9	127	3.5	0.4
手工素乾麵・手工素涼麵(汆燙)	24.5	127	3.5	0.6

食品名稱	糖質 (g)	熱量 (kcal)	蛋白質 (g)	脂質 (g)
中華麵・拉麵(汆燙)	27.9	149	4.9	0.6
日式炒麵	36.5	198	5.3	1.7
速食泡麵(油炸乾燥麵)	59	458	10.1	19.1
通心粉・義大利麵類(汆燙)	30.3	165	5.4	0.9
餃子皮	54.8	291	9.3	1.4
燒賣皮	56.7	295	8.3	1.4
生麩(麵筋)	25.7	163	12.7	0.8
烤麵筋	53.2	385	28.5	2.7
麵包粉(生)	44.6	280	11	5.1
麵包粉(乾)	59.4	373	14.6	6.8
米粉	79	377	7	1.6
切米棒	45.8	210	3.2	0.4
年糕	50.3	234	4	0.6
爆米花	50.3	484	10.2	22.8
玉米片	81.2	381	7.8	1.7
玄米	34.2	165	2.8	1
白飯	36.8	168	2.5	0.3
粥(白粥)	15.6	71	1.1	0.1
啤酒(淺色)	3.1	40	0.3	0
啤酒(黑)	3.4	46	0.4	0
發泡酒	3.6	45	0.1	0
清酒	4.9	109	0.4	0
白酒	2	73	0.1	0
紅酒	1.5	73	0.2	0
玫瑰紅酒	4	77	0.1	0
連續式蒸餾燒酒(甲類)	0	206	0	0
單式蒸餾燒酒(乙類)	0	146	0	0
威士忌	0	237	0	0
白蘭地	0	237	0	0
伏特加	0	240	0	0
蘭姆酒	0	240	0	0
琴酒	0	284	0	0
梅酒	20.7	156	0.1	0
紹興酒	5.1	127	1.7	0
甜酒	17.9	81	1.7	0.1
可樂	11.4	46	0.1	0
汽水	10.2	41	0	0
抹茶	1	324	29.6	5.3
玉露	0	5	1.3	0
煎茶	0.2	2	0.2	0
焙茶	0.1	0	0	0
玄米茶	0	0	0	0
麥茶	0.3	1	0	0
烏龍茶	0.1	0	0	0
紅茶	0.1	1	0.1	0
昆布茶	39.6	98	5.7	0.4
咖啡(無糖)	0.7	4	0.2	0

穀物類 / 飲料

各食品含醣量

	食品名稱	糖質 (g)	熱量 (kcal)	蛋白質 (g)	脂質 (g)
飲料	即溶咖啡	56.5	288	14.7	0.3
	咖啡調味飲	8.2	38	0.7	0.3
	純可可粉	18.5	271	18.5	21.6
	乳酸菌飲料	16.4	71	1.1	0.1
	番茄汁	3.3	17	0.7	0.1
	橘子汁(鮮榨)	10.6	41	0.5	0.1
	柳橙汁(鮮榨)	10.7	42	0.8	0
	蘋果汁(鮮榨)	11.8	44	0.2	0.1
	西印度櫻桃汁 果汁含量10%	10.3	42	0.1	0
	運動飲料(500ml寶特瓶裝)	5.1	21	0	0
調味料	橄欖油	0	921	0	100
	芝麻油	0	921	0	100
	沙拉油	0	921	0	100
	玉米油	0	921	0	100
	菜籽油	0	921	0	100
	棕櫚油	0	921	0	100
	葵花油	0	921	0	100
	含鹽奶油	0.2	745	0.6	81
	無鹽奶油	0.2	763	0.5	83
	人造奶油(脂肪抹醬)	0	637	30.2	69.1
	黑糖	89.7	354	1.7	0
	和三盆糖(黑糖)	98.8	383	0.2	0
	上白糖(白砂糖)	99.2	384	0	0
	三溫糖(蔗糖)	98.7	382	0	0
	細砂糖	100	387	0	0
	方糖	100	387	0	0
	冰糖	100	387	0	0
	麥芽糖	85	328	0	0
	蜂蜜	79.7	294	0.2	0
	楓糖漿	66.3	257	0.1	0
	草莓果醬(低糖)	47.3	197	0.5	0.1
	杏桃果醬(低糖)	49.3	205	0.4	0.1
	蘋果果醬	51.9	213	0.2	0.1
	藍莓果醬	39.5	181	0.7	0.3
	柑橘醬(低糖)	46.4	193	0.3	0.1
	花生醬	14.4	640	25.4	50.7
	味醂	43.2	241	0.3	0
	伍斯特醬	26.3	117	1	0.1
	中濃醬汁(炒麵・油炸食物沾醬)	29.8	132	0.8	0.1
	濃厚醬汁(豬排醬)	29.9	132	0.9	0.1
	豆瓣醬	3.6	60	2	2.3
	辣椒醬	5.2	55	0.7	0.5
	辣油	0	919	0.1	99.8
	濃口醬油	10.1	71	7.7	0
	薄口醬油	7.8	54	5.7	0
	食鹽	0	0	0	0
	穀物醋	2.4	25	0.1	0

食品名稱	糖質(g)	熱量(kcal)	蛋白質(g)	脂質(g)
米醋	7.4	46	0.2	0
葡萄醋	1.2	22	0.1	0
蘋果醋	2.4	26	0.1	0
柴魚高湯	0	3	0.5	0.1
昆布高湯	0.9	4	0.1	0
小魚乾高湯粉	0	1	0.1	0.1
香菇高湯	1	4	0.1	0
雞骨高湯	0	7	1.1	0.2
中式高湯	0	3	0.8	0
法式高湯塊	41.8	235	7	4.3
西式高湯	0.3	6	1.3	0
味素	31.1	224	24.2	0.3
全蛋美乃滋	4.5	703	1.5	75.3
米味噌(淺色辣味噌)	17	192	12.5	6
米味噌(紅色辣味噌)	17	186	13.1	5.5
麥味噌	23.7	198	9.7	4.3
豆味噌	8	217	17.2	10.5
即溶高湯(粉末狀)	27.6	203	18.1	0.8
即溶味噌湯(膏狀)	12.6	131	8.9	3.7
番茄肉醬	10.1	101	3.8	5
純番茄泥	8.1	41	1.9	0.1
番茄醬	25.6	119	1.7	0
番茄醬汁	7.4	44	2	0.2
番茄辣醬	24.4	115	1.8	0.1
麵味露	8.7	44	2.2	0
味醂風味調味料	54.9	226	0.1	0
酒粕	18.6	227	14.9	1.5
咖哩塊	41	512	6.5	34.1
日式和風醬	15.9	82	3.1	0.1
法式沙拉醬	5.9	406	0.1	41.9
千島醬	8.9	416	1	41.4
芝麻醬	17	360	8.5	26.3
多香果(粉)	75.2	374	5.6	5.6
芥末糊	40.1	315	5.9	14.5
咖哩粉	26.4	415	13	12.2
調味芥醬	13.1	174	4.8	10.6
調味顆粒芥末醬	12.7	229	7.6	16
蒜泥	37	171	4.7	0.5
肉桂(粉)	79.6	364	3.6	3.5
薑泥	8.6	43	0.7	0.6
辣椒粉	60.1	374	15	8.2
唐辛子(粉)	66.8	419	16.2	9.7
山葵泥	39.8	265	3.3	10.3
柚子醋	8	47	3.4	0.1
芝麻沾醬	30.1	285	7.4	14.1
烤肉沾醬(醬油)	32.7	169	4.3	2.2
柚子胡椒	3.1	49	1.3	0.8

調味料

索引

TITLE

RIZAP式精準糖質速查手冊

STAFF

出版	三悅文化圖書事業有限公司
作者	RIZAP株式會社
譯者	涂雪靖

總編輯	郭湘齡
文字編輯	徐承義　蕭妤秦
美術編輯	謝彥如　許菩真
排版	沈蔚庭
製版	印研科技有限公司
印刷	桂林彩色印刷股份有限公司

法律顧問	經兆國際法律事務所　黃沛聲律師
戶名	瑞昇文化事業股份有限公司
劃撥帳號	19598343
地址	新北市中和區景平路464巷2弄1-4號
電話	(02)2945-3191
傳真	(02)2945-3190
網址	www.rising-books.com.tw
Mail	deepblue@rising-books.com.tw

初版日期	2019年11月
定價	280元

國家圖書館出版品預行編目資料

RIZAP式精準糖質速查手冊 / RIZAP株
式會社作；涂雪靖譯. -- 初版. -- 新北市
: 三悅文化圖書, 2019.10
　192面；　10.8x17.3公分
ISBN 978-986-97905-4-3(平裝)

1.減重 2.健康飲食

411.94　　　　　　　　108016104

ORIGINAL JAPANESE EDITION STAFF

栄養価計算	カロリー計算・栄養価計算センター
編集	山田容子、中尾祐子（株式会社G.B.）
デザイン	森田千秋（G.B. DESIGN HOUSE）
DTP	徳本育民
校正	玄冬書林
写真	PIXTA、マッシュルームソフト「食品写真素材集」

"RIZAP TOSHITSURYO HANDBOOK" supervised by RIZAP
Copyright © RIZAP / NIHONBUNGEISHA 2017
All rights reserved.
First published in Japan by NIHONBUNGEISHA Co., Ltd., Tokyo

This Traditional Chinese edition is published by arrangement with
NIHONBUNGEISHA Co., Ltd., Tokyo in care of Tuttle-Mori Agency, Inc., Tokyo
through Keio Cultural Enterprise Co., Ltd., New Taipei City.